RÉCOMPENSES ANNUELLES.

PREMIÈRE ANNÉE.

DE L'IMPRIMERIE DE BEAU,
à Saint-Germain-en-Laye.

QUELQUES

CONSEILS D'HYGIÈNE

DESTINÉS

AUX ÉLÈVES DES ÉCOLES CHRÉTIENNES.

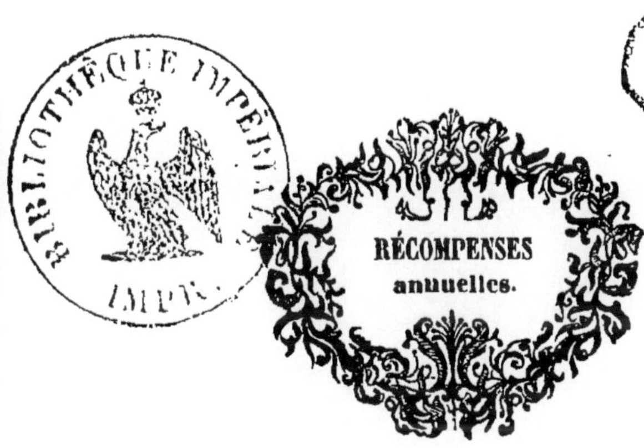

A VERSAILLES,

CHEZ L'ÉDITEUR, BEAU Jne, IMPRIMEUR,

Rue Satory, 28.

1854

AVANT-PROPOS.

Chers Enfants,

Lorsque vous vous portez bien, vous êtes beaucoup mieux disposés à remplir vos devoirs et à vous conduire d'une manière convenable ; on peut dire en quelque sorte que la santé, comme la piété, est utile à tout : c'est le bien le plus précieux et malheureusement celui que vous êtes le plus exposés à perdre.

Dans l'ancienne loi, Dieu lui-même avait ordonné à son peuple des précautions de santé, et notre Mère la sainte Eglise, en nous prescrivant l'abstinence et des jeûnes en certains temps de l'année, a voulu non-

seulement enrichir notre âme par la pratique de la mortification et de la pénitence, mais encore contribuer efficacement à la santé de notre corps en prévenant les maladies et les nombreuses infirmités qui sont, trop souvent, les suites de l'intempérance et de la gourmandise.

Toutefois, mes chers amis, n'oubliez pas que si la santé du corps est utile, celle de l'âme est infiniment plus précieuse et plus importante. Vous ne devez donc négliger aucun des moyens que le Seigneur vous donne pour acquérir et conserver l'un et l'autre de ces biens, afin qu'après avoir rempli dignement la tâche que sa providence vous aura imposée ici-bas, vous alliez jouir, dans le ciel, de la récompense promise à vos travaux et à vos vertus.

I.

HYGIÈNE.

———

Le but de l'hygiène est d'apprendre à éviter les choses nuisibles, et à faire un bon usage des choses utiles.

L'hygiène dicte donc des règles relatives à tous les agents de la nature qui exercent sur l'homme quelque influence; elle s'occupe de l'alimentation, des vêtements, des passions, des travaux intellectuels, etc.

———

ARTICLE PREMIER.

ALIMENTS.

Si l'homme n'était pas assujéti à des devoirs que l'état de société lui impose, nul doute que, n'écoutant que son besoin, il mangerait et boirait quand il aurait faim et soif.

Mais s'il paraît d'abord absurde d'attendre une certaine heure, on peut ajouter que les organes s'accoutument très-rapidement à cette régularité; les sensations de faim et de soif reviennent par habitude aux mêmes heures, bien plus, elles peuvent disparaître avec l'heure du repas, sans qu'on ait pris aucun aliment.

On doit avoir soin de mâcher convenablement les aliments, précaution sans laquelle les digestions sont plus longues et plus laborieuses pour l'estomac. On évitera l'usage absurde qui prescrit de boire, après un potage souvent brûlant, un verre de vin, que dans les contrées méridionales on sert souvent à la glace, comme pour ajouter à l'effet pernicieux qu'il doit produire. On s'abstiendra aussi des fruits dont l'acidité est très-prononcée, et surtout de ceux qui ne sont pas parvenus à leur maturité. On évitera les chocs mécaniques, tels, par exemple, que l'action de broyer des noix, des noyaux, etc.

L'habitude de fumer use et noircit les dents, outre qu'en excitant une sécrétion inutile de salive, elle occasionne l'atonie des glandes salivaires, qui deviennent moins impressionnables au stimulus des aliments. L'abus du tabac peut amener l'amaigrissement, l'irritation des voies aériennes, des intestins, produire des congestions cérébrales chez les personnes qui ne sont pas habituées à fumer.

Il convient de se laver la bouche après chaque repas, et le matin en se levant; lorsque les dents tendent à s'encroûter de tartre, on y joindra l'usage d'une brosse molle. — Les différentes poudres ou opiats qu'on emploie pour la conservation des dents ne sont pas toutes sans danger. On doit préférer les dentifrices qui n'agissent que par le frottement; telles sont le corail, la pierre ponce, le charbon bien pulvérisés.

On évitera de manger dans les moments de grande agitation de corps ou d'esprit; ainsi, le repas du soir, vers la sixième heure, lorsqu'on est quitte des travaux du jour, doit être le principal. Il reste, d'ailleurs, assez de temps pour faire la digestion avant le coucher. C'est une mauvaise habitude que de souper; la digestion se fait mal pendant le sommeil. L'intervalle qui sépare les repas doit-être au moins de six heures; ce temps étant nécessaire à la digestion, deux repas suffisent à un homme adulte; ce serait une fort mauvaise habitude de n'en prendre qu'un seul; car, s'il y a de l'inconvénient à introduire dans l'estomac des aliments avant

que ce viscère soit vide , il n'y en a pas moins
à le laisser trop longtemps dans un état de va-
cuité. De plus, une trop longue abstinence dis-
pose à manger avec voracité une trop grande
quantité d'aliments. Les enfants ne peuvent
supporter une abstinence trop prolongée ; on
peut leur accorder quatre repas.

Quelle est la quantité d'aliments qu'on doit
prendre dans un repas?...

La meilleure de toutes les règles est celle
que nous dicte la nature :

Satisfaire la faim et la soif. — Mais ces be-
soins ne sont-ils pas rendus chaque jour illu-
soires par l'art détestable des assaisonnements?
On mange en général beaucoup plus qu'il ne
faut.

L'intempérance est la source de la plupart
des infirmités physiques et morales, et la vertu
contraire produit des effets opposés

Quant à la qualité et à la nature des aliments, il est important de ne pas toujours con-
tinuer le même régime. L'abstinence de la
diète végétale, le régime animal exclusif, les
boissons fermentées augmentent, il est vrai, la

force physique, mais elles rendent les passions plus véhémentes et affaiblissent les facultés intellectuelles, tandis qu'une abstinence médiocrement prolongée, une diète végétale, lactée, la privation des liqueurs fermentées, rendent les hommes plus doux, plus indulgents, éteignent l'aiguillon des passions et rompent la continuité du même régime, laquelle prédispose à un grand nombre de maladies: l'hygiène est d'accord avec la religion catholique pour conseiller deux jours maigres par semaine.

La quantité des boissons doit être plus considérable que celle des aliments solides, mais il faut que l'eau y domine. Les boissons fermentées alcooliques ou aromatiques, prises concentrées, abrégent l'existence.

L'eau doit être fraîche, vive, limpide, inodore et contenir de l'air ; on s'assure qu'elle contient de l'air, si, en élevant sa température, on voit se dégager des bulles de gaz.

L'eau de rivière est la plus pure, la plus légère, surtout si elle roule sur un lit de sable et de graviers. L'eau privée d'air par l'ébullition et la distillation est beaucoup plus pesante

l'estomac. La température de l'eau influe nota-
blement sur ses effets; l'eau froide surtout unie
à un principe acidulé étanche l'ardeur de la
soif. — Celle qui est saturée d'un principe sucré
jouit à peine de la faculté de désaltérer.

L'eau chaude ou tiède jette les organes di-
gestifs dans une fâcheuse atonie. Il faut boire
avec beaucoup de modération quand la soif se
fait sentir dans l'intervalle des repas.

L'abus des liqueurs spiritueuses a pour effet
certain, non-seulement la dégradation morale
la plus vile et la plus méprisable, mais encore
le développement des maladies les plus graves
et sûrement mortelles. M. Muret rapporte qu'en
Suisse, d'après les registres mortuaires, le
nombre de morts attribuées à l'ivrognerie est si
grand, qu'elle tue plus de monde que les maladies les plus perfides et les plus meurtrières.

On doit apporter de grands soins aux vases
et aux ustensiles qui servent à la préparation
et à la conservation des substances alimen-
taires. L'argile, l'étain, l'argent, le fer et le
cuivre sont les matériaux les plus communé-
ment employés pour la confection des vases

culinaires. Les poteries communes sont enduites d'un vernis contenant de l'oxyde de plomb. On doit éviter de laisser refroidir et même de conserver les aliments dans ces vases et dans ceux de cuivre.

La faïence, la porcelaine et le verre ne présentent pas le même inconvénient. L'étain, le fer battu ou le cuivre doublé d'argent font d'excellents ustensiles. Il importe d'entretenir dans les vases de cuivre une extrême propreté, de ne pas laisser à demeure les robinets de cuivre adaptés aux tonneaux qui contiennent le vin, le cidre, etc...

ARTICLE II.

AIR.

L'air exerce sur nos organes des influences variées, relatives à ses diverses qualités que nous allons exposer succinctement.

L'air chaud a pour premier effet d'amener l'expansion des fluides et le relâchement des solides, d'où une transpiration tellement abondante, que le plus léger mouvement provoque une sueur générale ; une faiblesse extrême, la tendance au repos, la paresse en sont les résultats immédiats.

L'air modérément froid a, au contraire, une vertu fortifiante. Pendant l'hiver la réflexion est plus profonde, l'attention plus soutenue : c'est la saison de l'étude ; on est généralement plus gai et plus dispos. Lorsque l'air est excessivement froid, il perd sa propriété fortifiante ; les organes s'engourdissent et cessent de se développer. Personne n'ignore que les peuples voisins du cercle polaire sont d'une petite stature, difformes et rabougris. Cependant les variations dans la température des saisons sont indispensables à la vie. Avec un printemps perpétuel , les êtres vivants s'épuiseraient promptement et disparaîtraient ; la nature a besoin de repos, l'hiver est le repos de la nature , les alternatives sont nécessaires, et si l'homme se plaît dans les changements, c'est que les changements lui sont indispensables.

L'humidité de l'air est de toutes ses qualités celle qui exerce l'action la plus funeste ; les organes, dépourvus d'énergie, exécutent avec lenteur les fonctions qui leur sont confiées. Les sensations sont obtuses, les passions peu développées. Les peuples qui vivent soumis à cette influence continuelle sont peu propres aux grandes entreprises, et moins encore aux travaux de l'esprit. L'action de l'air ne se fait pas également sentir sur tous les individus. Ceux qui sont fortement constitués bravent quelquefois impunément les différentes intempéries des saisons sans en être affectés. L'habitude peut produire aussi le même résultat. L'air agit encore sur nos organes d'une manière toute différente, s'il a présenté pendant longtemps le même état, ou s'il ne l'a conservé que peu de temps; si cette qualité est survenue tout à coup, ou si elle est graduelle. Ce changement s'est-il fait d'une manière graduelle, et est-il de peu de durée, son effet sur l'organisme est alors presque nul, et même il est plus avantageux que nuisible : aussi nous trouvons-nous bien des variations quotidiennes de la nuit au jour.

Le passage subit du chaud au froid peut, au contraire, faire naître la plupart des maladies: c'est en effet au sortir des spectacles, des bals, etc., etc., que se contractent la plupart des maux de poitrine, du ventre, les rhumatismes, etc.

Les vents destinés à renouveler la pureté de l'air agissent sur l'économie, surtout en raison de leur qualité chaude ou froide, sèche ou humide. Cependant ils exercent encore sur la surface une pression mécanique d'autant plus grande qu'ils sont plus violents. Certains vents déterminent la morosité, l'accablement de corps et d'esprit; l'agilité, le bien-être physique et moral coexistent surtout avec les vents d'Est.

Le passage subit d'un vent à un autre peut être dangereux. On doit éviter, lorsqu'il existe des courants d'air dans un appartement, de s'y exposer quand le corps est en sueur.

La lumière est un des principaux éléments de la vie : c'est à la lumière que les plantes doivent leurs couleurs, leurs parfums et leurs saveurs. Comparez les fruits qu'on fait mûrir dans les serres à ceux qui viennent en plein soleil. Les animaux du Nord sont pâles et blafards ; ceux des pays où la lumière abonde sont éclatants d'or et d'azur. Cette influence est non moins prononcée sur l'homme ; il pâlit, il s'étiole comme les végétaux, lorsqu'il est privé des rayons du jour; vit-il, au contraire, au grand soleil, il devient plus fort, agile, dispos.

La lumière est donc un excitant. Une lumière vive convient à ceux dont la constitution est débile, aux femmes délicates ; elle est nuisible à ceux qui sont doués de qualités contraires.

C'est à l'absence de lumière que ramène la nuit, que nous devons le repos de nos organes et le sommeil réparateur.

Moyens de corriger ou d'éviter les diverses qualités de l'air.

De tous les moyens de corriger ou d'éviter les diverses qualités de l'air, le plus puissant, le plus certain, c'est de s'accoutumer dès l'enfance à les braver. On ne doit donc pas craindre, lorsqu'on est dans un état de santé satisfaisant, même sans être robuste, de s'exposer à toutes les intempéries.

Les gens débiles, au contraire, se garantiront du froid excessif par des vêtements chauds, par la chaleur artificielle du feu , par des aliments substantiels. Ils se mettront à l'abri d'une chaleur excessive en habitant des lieux obscurs, souterrains, en arrosant le sol avec de l'eau froide ; ils dissiperont l'humidité de l'air par le moyen du feu et échapperont à la sécheresse en faisant évaporer de l'eau, etc.

On aura soin de renouveler l'air des appartements, car l'air respiré s'épuise bientôt de gaz réparateur et se charge d'émanations animales. Le moyen le plus simple, c'est d'établir des courants en ouvrant les fenêtres et les portes, toutefois ces courants ne sont pas sans danger, surtout si la température de l'appartement est élevée. Un autre mode de ventilation aussi simple consiste dans l'emploi des cheminées. Le feu qu'on établit dans le foyer amène un véritable courant de chaleur de dedans en dehors.

Dans les lieux destinés à contenir beaucoup de monde, on établira des ventilateurs, appareils qui produisent le même effet, mais avec plus d'activité et de promptitude.

L'air peut être vicié par les émanations des corps en combustion tels que le charbon, la braise, la houille, le coke, etc., par la fermentation alcoolique.

Dans ces circonstances, la quantité d'oxygène diminue, la proportion d'azote augmente, il se forme du gaz oxyde de carbone et acide carbonique, gaz éminemment délétères, et pouvant occasionner l'asphyxie ou plutôt un véritable empoisonnement. Aussi, deviennent-ils rapidement mortels, si le courant d'air établi n'est pas suffisant pour enlever rapidement ces gaz.

L'air est encore altéré par l'éclairage artificiel, surtout dans les lieux de réunion nombreuse où l'on emploie le gaz, tels que les spectacles. Aussi, l'éclairage artificiel prend-il une part très-réelle dans les nombreuses influences qui détruisent prématurément la santé des personnes habituées à faire de la nuit le jour et du jour la nuit.

ARTICLE III.

PROPRETÉ.

L'entretien de la santé est si étroitement lié à la propreté, qu'on ne saurait y apporter trop d'attention. — Il faut donc nous occuper, sous ce rapport, de nos habits, de notre linge, de nos draps, de nos lits; objets qui, absorbant la matière de notre transpiration et étant immédiatement appliqués sur la peau, peuvent déterminer des maladies de toute espèce, s'ils ne sont pas propres.

Les moyens les plus efficaces de favoriser les fonctions de la peau sont les ablutions, les bains.

Les ablutions modèrent la transpiration et combattent avec avantage les effets d'une chaleur exagérée. Les parties qui doivent être soumises à des ablutions plus fréquentes sont celles qui sont le plus exposées aux agents extérieurs, telles que la figure et les mains, celles où se fait une transpiration abondante.

Les effets des bains sont différents suivant la température de l'eau, sa mobilité ou son immobilité. Il est utile de faire un léger exercice avant le bain froid, mais il ne faut pas que cet exercice soit porté jusqu'à la sueur. Il est important de se mouiller la tête afin d'empêcher les congestions vers le cerveau. La durée du bain est déterminée par l'effet qu'on en ressent; on doit s'en retirer dès qu'on éprouve des frissons. On évitera d'entrer dans l'eau pendant le travail de la digestion, c'est-à-dire avant quatre heures après le repas. On aura soin de ne pas s'exposer immédiatement au froid. Les bains de rivière ou de mer sont de tous les plus avantageux ; le bien qu'on en retire est dû autant, pour le moins, aux mouvements, aux efforts que nécessitent les divers modes de natation, qu'à l'action immédiate de l'eau.

La taille trop fréquente des cheveux augmente l'appel des fluides vers la tête, et par là le développement de ces affections variées auxquelles on donne le nom de *gourmes*. Cet accroissement exagéré de la vitalité de la tête, s'il persiste trop longtemps, outre l'inconvénient d'amener la chute prématurée des cheveux, peut causer des accidents plus graves.

Règle générale : on ne doit retrancher de la chevelure que ce qui est nécessaire pour qu'elle ne soit point incommode. Lorsque la tête est le siége d'insectes parasites, on s'empressera, contrairement à un préjugé général, de les détruire aussitôt qu'on les apercevra. Les animaux eux-mêmes nous donnent l'exemple de ce précepte ; les oiseaux, les singes tuent et mangent leurs

poux. Le meilleur moyen est de frotter légèrement une feuille de papier brouillard avec de
l'onguent mercuriel et de l'appliquer sur la tête.

Il semble au premier abord ridicule de s'occuper de la taille des ongles. Pour les mains,
qu'ils soient coupés longs ou courts, peu importe, puisqu'il n'y a que la forme qui en
souffre. Mais pour les pieds, il n'en est pas
de même il faut les couper carrément, de
manière que les deux côtés de l'ongle appuient
sur les chairs latérales, les empêchent de remonter, et que, ne croissant pas dans ce sens,
ils ne puissent pénétrer dans les chairs.

La barbe doit être faite souvent; une|barbe
longue retient la sueur et la poussière ; il faut
alors la laver et la peigner fréquemment. Les
vêtements doivent être légers en été et chauds
en hiver. Il est très-dangereux de laisser sécher les habits mouillés sur le corps; les tissus
de couleur claire, réfléchissant mieux les rayons
lumineux que les tissus de couleur foncée,
conviendront pendant l'été : une étoffe de couleur brune, absorbant les mêmes fluides, vau-
dra mieux en hiver.

L'usage de la laine sur la peau peut être, dans quelques circonstances, de la plus grande utilité. Cependant il y a de graves inconvénients à l'employer sans nécessité. On ne peut trop s'élever contre la manie des parents de faire porter à leurs enfants des gilets et des bas de laine, alors que ceux-ci s'y refusent. Ce sont en effet les enfants robustes et vigoureux, à peau colorée, chaude et sensible, qui en éprouvent des démangeaisons et des cuissons, tandis que ceux auxquels elle est utile n'en ressentent que peu d'incommodités. En principe la laine sur la peau est nuisible aux enfants robustes, elle est utile au contraire aux enfants mous, indolents, faibles, lymphatiques.

Le choix du tissu n'est pas indifférent : le tissu sera d'autant plus gros, plus âpre qu'on voudra obtenir une stimulation plus énergique.

En général on ne devra quitter les habits de laine que pendant les grandes chaleurs de l'été. Le renouvellement de ces tissus aura lieu au moins deux fois par semaine.

La tête doit être peu couverte ; il vaudrait même mieux s'habituer à marcher nu-tête.

Pour la chemise, les poignets et les cols ne doivent pas être trop serrés. Ceci doit encore s'entendre des cravates, des colliers et des rubans dont on s'entoure le cou. La compression que ces liens exercent sur les vaisseaux amène fréquemment des affections du cerveau, l'apoplexie.

On ne saurait blâmer avec trop de force l'usage des corsets. Pour paraître avoir la taille fine, les femmes se ruinent la santé. En comprimant les côtes, ces liens empêchent leurs mouvements et la dilatation des poumons.

Les chaussures trop serrées empêchent le pied de se développer et durcissent les parties sur lesquelles elles pressent ; de là les diverses excroissances, les cors, les oignons, les œils de perdrix ; malheureusement, aujourd'hui, on veut avoir des pieds chinois et on s'estropie.

ARTICLE IV.

DES SENS.

L'homme est de tous les animaux celui dont les sens sont le plus généralement parfaits.

S'il ne voit pas d'aussi loin que l'aigle, s'il n'a pas l'odorat du chien, l'ouïe du lion, l'ensemble de ses sens est supérieur à celui de ces animaux, et, par le toucher et le tact, il les laisse bien en arrière.

La perfection des sens étant du plus grand intérêt pour le développement et l'action de l'intelligence, nous devons nous appliquer à conserver et à perfectionner ces instruments.

Vue. On doit éviter une lumière trop intense ou trop faible, les couleurs trop éclatantes ou trop sombres, le travail à la lumière artificielle et sur des corps trop menus, le passage brusque de l'obscurité à la lumière, le repos ou l'action trop prolongés de l'œil.

Ouïe. Il faut s'abstenir d'une alimentation trop abondante ; en effet les bruits, les sifflements, les bourdonnements de l'oreille sont fréquemment le résultat d'un régime trop réparateur. Mais ce sont principalement les excès dans les boissons alcooliques qui amènent les troubles les plus graves, par l'état d'hébétude, de stupéfaction dans lequel elles jettent les organes de l'innervation. L'exercice de l'ouïe lui donne une rare perfection.

Odorat. Les anciens faisaient un très-grand usage des parfums; cependant leur action continue finit par énerver et par jeter dans la mollesse. Il vaut mieux s'en abstenir et réserver la finesse de son odorat pour les odeurs suaves dont la nature est si spontanément prodigue.

Goût. Les saveurs ont peu de relations avec les organes de l'intelligence : elles donnent peu d'idées. On peut être homme de génie et être insensible à leur impression.

Toucher. Parmi les agents qui donnent au toucher et au tact une grande finesse, il faut placer au premier rang les lotions et les bains tièdes.

ARTICLE V.

Sommeil. Un sommeil paisible, profond et d'une durée convenable est nécessaire à la vie. Les personnes qui prolongent le plus leur carrière sont celles qui se couchent et se lèvent de bonne heure. Il faudrait régulièrement se coucher à neuf heures du soir et se lever à cinq heures du matin.

La chambre à coucher doit être ouverte pendant une partie du jour , et fermée aux approches de la nuit. Il ne doit s'y rencontrer rien qui puisse en consumer l'air respirable, ou retenir auprès du lit l'air expiré ; ainsi point de fleurs, point d'animaux. Que les rideaux du lit ou de l'alcôve restent ouverts.

S'habituer à dormir sur un lit dur est le moyen d'être rarement privé de sommeil aux heures où on doit s'y livrer. Ce précepte s'applique surtout aux jeunes gens.

Le lit doit être composé d'une couchette élevée suffisamment pour isoler du sol les objets dont il se compose, d'une paillasse ou bien d'un sommier élastique [ou de crin, d'un ou deux matelas, d'un traversin de plumes ou mieux de crin, des draps et des couvertures. On doit rejeter les oreillers, les édredons, le lit de plumes, qui augmentent la perspiration cutanée et tendent à affaiblir. Il convient d'exposer chaque jour, à l'air, les différentes parties du coucher, et de rebattre les matelas, une fois par an, pour les purifier des émanations dont ils se sont imprégnés.

Toute espèce de ligature, celle surtout du cou, est dangereuse pendant le sommeil ; une simple chemise, dont le col ne doit jamais être fermé, suffit pour tout vêtement. Il est bon d'habituer les enfants à coucher tête nue.

ARTICLE VI.

EXERCICES GYMNASTIQUES.

Les enfants et les jeunes gens aiment à sauter, à courir, à essayer de toutes manières leur adresse et leurs forces. Tout en se gardant de contrarier cet instinct naturel, on le soumettra cependant à quelques règles.

Les exercices seront proportionnés aux forces des enfants ; on ne doit passer à ceux qui exigent un grand déploiement de vigueur, que lorsque l'habitude aura rendu familiers ceux qui en demandent un peu moins. Les exercices violents, tels que les armes, le saut, la lutte ne seront pris que lorsque la digestion est achevée : et, réciproquement, les repas ne devront pas les suivre immédiatement. On se couvrira alors de vêtements légers, et quand la sueur ruissellera de toute la surface du corps, on se gardera d'arrêter subitement ce travail, soit en s'exposant à l'impression du froid, et même à l'ombre, soit en prenant des boissons froides, en se lavant les mains, le visage, etc. On se couvrira au contraire de ses vêtements, s'ils ont été quittés pendant l'exercice, ou bien on en changera, si on les a conservés.

ARTICLE VII.

INSTINCT ET PASSIONS.

Si l'on parvient à modifier, à changer même presque entièrement le caractère d'une foule d'animaux, quels résultats moraux ne peut-on pas espérer, quand on se donnera la même peine pour l'éducation de l'enfant? Ici encore l'hygiène nous fournit des conseils salutaires pour la direction de ses instincts et de ses passions.

L'enfant donne-t-il des signes non équivoques d'un grand besoin d'attachement, montre-t-il une grande disposition à s'attendrir, à se désespérer sur l'absence de ses amis, on aura soin d'écarter toute espèce de livre à sentiments exagérés, on ordonnera l'exercice de toutes les facultés qui exigent le plus de raisonnement, le calcul, la mécanique, etc.; on prescrira des occupations continuelles, la solitude étant dangereuse. En fait d'amusement, on ne permettra que ceux qui portent avec eux un caractère mâle, tels que les exercices gymnastiques, les courses à cheval, l'escrime, la chasse.

Si l'enfant est enclin à la peur, on ne devra sous aucun prétexte lui faire des gestes effrayants ou de ces contes ridicules, qui tendent à détruire le courage ou à en comprimer la manifestation et le développement. Point de coups aux portes, point de cris d'alarme; qu'on ne l'entretienne pas de revenants, d'histoires de loups-garous, de sorciers. Il est inutile de raisonner avec l'enfant; allez plutôt vers l'objet qui occasionne sa peur, et revenez en riant; menez-le vers cet objet, afin qu'il se convainque lui-même de la puérilité de sa crainte. Habituez-le de bonne heure à se trouver dans les ténèbres, mais pour cela ne lui commandez pas sans raison de monter dans un grenier; il ne faut pas remplacer cette peur par celle du châtiment..

On fermera l'oreille aux doléances de l'enfant qui viendra se plaindre de l'agression d'un plus faible; on l'engagera à repousser l'agression par la force.

Mais s'il arrive qu'on ait à réprimer un grand penchant aux querelles, aux rixes, on développera chez l'enfant le sentiment du juste et de l'injuste, on lui représentera combien est odieux l'abus de la force, on le privera de la société de ses camarades, lorsqu'il aura été l'occasion d'une rixe.

Un enfant laisse-t-il apercevoir du plaisir à tourmenter, à torturer, à tuer des animaux, ne fût-ce que des insectes, on devra le priver de ces êtres faibles et ne laisser près de lui que des animaux capables de se défendre. On lui rendra, autant que possible, sur-le-champ le mal qu'il aura fait souffrir. La douleur sera pour lui l'apprentissage de la commisération. On lui interdira la chasse, on évitera de le conduire aux combats d'animaux.

Quand l'enfant a des dispositions à la ruse, à la fourberie, on lui fera comprendre que le mensonge est une preuve de culpabilité. On prendra ensuite toutes les mesures pour que toutes les conséquences du mensonge, comme de n'être pas cru quand on dit la vérité, d'être accusé du mal qu'on n'a rien fait, quoiqu'on s'en défende, se rassemblent sur sa tête et le condamnent.

En général on n'a pas à s'occuper de développer le sentiment de propriété ; mais cependant si l'enfant semble ne pas tenir aux jouets qu'on lui donne, s'il les distribue facilement à ses camarades, laissez-le, pour remédier à ce désintéressement, éprouver une privation un peu prolongée, laissez-le s'ennuyer quelque temps.

On a bien plus souvent occasion de réprimer le sentiment de propriété qu'à le développer. On exercera sur l'enfant, et à son insu, une surveillance active, on le punira d'autant plus sévèrement que la tendance au vol sera plus forte, quelque minime que soit la valeur de l'objet volé.

Mais ce sera surtout en l'instruisant des sublimes vérités de la morale chrétienne, qui condamne la soif des richesses, qu'on augmentera le contrepoids de ce funeste penchant.

L'amour-propre, l'estime de soi, contenus dans de justes limites, sont la source de grandes qualités. On devra donc les développer chez l'enfant qui en manque, en faisant l'éloge, en sa présence, de ce qui est grand et utile, en blâmant tout ce qui est honteux, en applaudissant à ses succès, en lui présentant pour modèles des hommes placés dans une sphère supérieure à la sienne, en lui donnant pour compagnons des gens qui se respectent.

Avec l'enfant orgueilleux, insolent, on sera extrêmement avare d'éloges, qu'ils soient mérités ou non. On n'en accordera qu'à la modestie et à l'humilité. On lui fera comprendre que son orgueil le rend détestable à tous, qu'il fait pitié. On l'habituera à se servir lui-même, on s'éloignera de lui dès qu'il commandera avec impudence, etc.

A l'enfant qui annonce un grand développement de la vanité, on se gardera bien de rien faire faire par l'emploi de ce levier. Il ne doit

pas être loué, comme on le fait malheureusement trop souvent, sur sa figure, sur ses habits, sur les riens qu'il débite, etc. Un homme
vaniteux est l'esclave de l'opinion de ses sem-
blables.

L'enfant est-il sans caractère, sans volonté,
il faut lui présenter des obstacles faciles à sur-
monter et l'exercer à les vaincre ; accroître peu
à peu ces obstacles, et faire attention à ce qu'ils
ne soient pas de nature à le rebuter.

Pour réprimer l'entêtement, il faut commencer de bonne heure. Veut-il une chose,
malgré vos recommandations, laissez-le parfaitement libre ; mais faites en sorte, sans qu'il
puisse s'en douter, que les conséquences lui
soient assez préjudiciables pour lui donner une
leçon dont il se souviendra.

N'oublions pas, surtout, d'habituer l'enfant
à la déférence, au respect, à la vénération pour
ce qui est véritablement au-dessus de lui par
l'intelligence et le savoir unis à la moralité et
à la vertu.

II

MALADIES

les plus ordinaires.

Moyens de les prévenir ou de les guérir.

ARTICLE PREMIER.

DE LA GRIPPE ET DE SES DANGERS.

La grippe est une maladie catarrhale, affectant la gorge et le nez, et déterminant une fièvre générale.

Ce n'est point un rhume ordinaire, parce que c'est en même temps rhume de poitrine et rhume de cerveau; un rhume dont la toux ressemble beaucoup à celle de la coqueluche; et dont la complication fébrile peut amener de véritables accidents. J'ai vu des malades chez lesquels le mal de tête allait jusqu'à déterminer du délire; j'en ai soigné chez qui la grippe avait amené des indigestions : mais surtout j'ai vu nombre de grippes mal soignées dégénérer en fluxion de poitrine ou en pleurésie.

Le suprême remède contre la grippe, c'est une bonne et suffisante transpiration ; et pour déterminer cette transpiration, écoutez et pesez les commandements que je vais vous faire, en vrai sergent à l'exercice.

— Lit bien chaud. — Avant de se mettre au lit, bain de pieds très-chaud, d'un quart-d'heure environ; on l'aiguise avec de la cendre ou du sel, et non avec de la moutarde, dont les émanations feraient pleurer les yeux davantage. — Après le bain de pieds, cataplasmes de graine de lin enveloppant chaque pied ; coucher. — Une tasse d'infusion de fleurs de violettes ou de sureau ; bouteille d'eau chaude aux pieds, — deux à trois couvertures épaisses. — Repos fixe ! C'est-à-dire que lorsqu'on veut transpirer au lit, plus on remue et moins on y parvient.

Cela est efficace dans les cas simples et ordinaires ; mais à la moindre hésitation, au moindre doute, il faut avoir recours au médecin. Notez bien que tel moyen qui convient aux uns devient pernicieux pour les autres.

Écoutez une toute petite histoire.

Deux ouvriers menuisiers, pressés d'ouvrage et talonnés par le patron, sciaient, taillaient, tapaient, rabotaient avec une ardeur si grande, que la sueur humectait leurs manches de chemises, et que sur leurs gros et bons visages scintillaient des gouttelettes de transpiration brillantes et limpides comme des perles.

Ouf! s'écria le plus fatigué, en s'arrêtant un peu, j'ai bien gagné de boire un coup.

— Et moi..... pareil, répond l'autre !

Ils allaient courir au cabaret peut-être ; mais l'œil vigilant du maître apparaît dans l'atelier. Une cruche d'eau froide se trouvait dans un coin, les deux ouvriers y burent l'un après l'autre.

Le soir, les deux compagnons étaient tous les deux mal à l'aise.

— J'ai des frissons qui me courent dans le dos, dit le premier.

— On dirait que j'ai des glaçons sur la poitrine , dit le second. — Nous avons la grippe, mon vieux, c'est un mal qui est à la mode. — C'est possible, mais c'est pas mal embêtant, tout de même.

— Viens faire un tour chez le marchand de vin, jeune trembleur, et je te vas nous guérir d'emblée.

Chez le marchand de vin on prit un vin bien chaud avec girofle, canelle, et tout l'assaisonnement de rigueur. Là-dessus les deux ouvriers coururent se coucher, dans l'espérance de bien transpirer l'un et l'autre.

Effectivement, le lendemain matin l'un des deux buveurs était radicalement guéri; mais l'autre avait une fluxion de poitrine des plus intenses, à laquelle il a fini par succomber.

Pourquoi guérison d'un côté et catastrophe de l'autre? Parce que les deux grippes n'étaient pas dans les mêmes conditions thérapeutiques. L'un avait une grippe anodine sans fièvre, sans complication; l'autre avait une grippe doublée d'un état inflammatoire, dont le vin chaud a déterminé les funestes résultats.

Dr JULES MASSÉ.

ARTICLE II.

*Echardes, Piqûres d'aiguilles et d'épingles;
Doigts écrasés, Coupures, Écorchures, etc.*

Les échardes (ou éclats de bois qui entrent
dans la peau) doivent être retirées le plus
promptement possible; autrement elles produisent un petit foyer inflammatoire, et il se
forme un abcès. Ainsi, dussiez-vous vous écor-
cher et vous faire saigner un peu, tâchez d'extraire l'écharde. En mettant la main pendant
une heure ou deux dans l'eau tiède, la peau se
ramollit et l'extraction devient plus facile.

Après une piqûre, on doit la faire saigner
le plus possible, la sucer même s'il est besoin;
et puis, si la blessure a été profonde, en prévenir l'inflammation par un bain local pro-
longé ou par des cataplasmes.

Enfin, quand on a eu le doigt pris dans une
porte ou blessé par un corps lourd, il faut plonger la main non plus dans l'eau tiède, mais
dans l'eau froide. Avec les bains prolongés

d'eau froide, je recommanderai les compresses imbibées d'eau salée ou d'eau-de-vie camphrée coupée aux deux tiers avec l'eau ordinaire.

Quant aux cataplasmes, les meilleurs, en pareille circonstance, sont les cataplasmes d'oseille ou de beurre frais.

Quant aux coupures, aux écorchures, comme une plaie, pour se cicatriser promptement, a besoin d'être d'une excessive propreté, il faut laver la partie blessée avec de l'eau fraîche; si le sang coule en abondance, l'arrêter en appliquant de l'amadou, ou du linge brûlé, ou de la toile d'araignée, enfin rapprocher les chairs de manière à ce qu'elles puissent se coller. Il existe, dans la classe ouvrière, une manie pernicieuse, c'est d'appliquer sur la moindre écorchure des onguents et des graisses souvent fort malpropres : même quand on veut employer le suif, on s'embarrasse peu qu'il contienne des ordures, de la poussière ou du charbon. C'est un tort, les corps gras n'aident la cicatrisation qu'en mettant la partie malade à l'abri des contacts immédiats, en empêchant les collements ou les frottements qui pourraient arrêter le

travail de la nature. Si ces corps gras renfer-
ment quelques corps durs, ces corps durs irri-
tent la plaie, l'enflamment et produisent ce que
vous appelez un mal envenimé.

> Quant aux égratignures,
> Aux piqûres,
> Aux coupûres,
> Aux gerçûres,
> Aux brûlures,
> Ce sont de petits accidents
> Qu'on aggrave par des onguents,
> Et par mille et mille pommades,
> Que des gens, d'ailleurs excellents,
> Prodiguent à tous les malades !
> De l'eau fraîche, de l'huile et de la propreté,
> Guérissent tous ces maux avec rapidité.
>
> (*Le Conseiller universel.*)
> Dr JULES MASSÉ.

ARTICLE III.

VACCINE.

A l'ouest de l'Angleterre, dans la paroisse
de Berkeley, au comté de Glocester, un médecin dont le nom sera à jamais mémorable, Je-
mer, remarqua que, dans les grandes épidémies
de variole, certains individus employés dans
les laiteries ne contractaient pas cette mala-

die. Ayant fait des recherches à ce sujet, il apprit que les individus en question étaient ceux qu'on employait à traire les vaches affectées d'une éruption pustuleuse désignée sous le nom de *cow-pox* (vérole des vaches), et qui, ayant quelquefois des écorchures aux doigts, y éprouvaient une éruption en tout semblable au *cow-pox*. Il en conclut qu'en inoculant la matière de cette éruption à toutes autres personnes, elles seraient également préservées de la variole. L'expérience justifia ce pressentiment, et cette grande découverte fut proclamée en 1798. Voyons maintenant quelles sont les conditions favorables à l'inoculation de la vaccine, les moyens les plus propres à opérer cette inoculation, la marche que suit l'éruption qui en résulte, et partant les caractères qui doivent donner la certitude de sa vertu préservatrice.

Le vaccin peut être inoculé à des individus de tout âge, mais il est d'un effet plus sûr chez les enfants que chez les adultes; il réussit aussi mieux dans les saisons douces et tempérées que dans les froids rigoureux. L'existence d'une maladie aiguë et certaines maladies régnantes peuvent s'opposer au succès de l'opération. Bien qu'ordinairement il ne se transmette qu'une fois sur la même personne, on en a cependant vu chez lesquelles il avait réussi deux et même trois fois ; il peut aussi prendre chez d'anciens variolés. Pour le faire réussir chez les vieillards, il convient quelquefois de combattre la rigidité de la peau par des bains, des lotions et des cataplasmes, tandis que chez les enfants faibles, d'une constitution molle, il faut, au contraire, frotter la peau avec une serviette un peu rude. Le moment le plus favorable à la transmission est le septième ou le huitième jour de l'inoculation, parce que c'est le moment où le liquide de l'éruption est tout à la fois assez limpide pour être facilement recueilli et inoculé, et assez mûr pour se transmettre sûrement.

On peut vacciner indistinctement sur toutes les parties du corps ; cependant, on préfère le bras, comme la partie la plus commode. On choisit la partie supérieure de la face externe. On opère ordinairement avec une lancette, qu'on pourrait très-aisément remplacer par une aiguille ou tout autre corps assez aigu pour pénétrer dans les tissus. Avant d'opérer, on charge cette lancette, ce qui se pratique différemment, suivant que l'on vaccine de bras à bras ou avec du vaccin conservé, soit sur des plaques de verre, soit dans des tubes. Quand on vaccine de bras à bras, on attaque la pustule par sa face ou par ses bords, et on retire la lancette chargée d'une goutte de virus. Saisissant alors avec la main gauche le bras de la personne, de manière à tendre en sens inverse la peau avec le pouce et l'indicateur, on glisse la pointe de la lancette à plat sous l'épiderme, obliquement, de haut en bas, à la profondeur d'un à deux [millimètres. On la retourne une fois ou deux, ou bien on la laisse séjourner une demi-minute. On fait aussi assez généralement trois ou même quatre piqûres à chaque bras. Une seule suffirait, cependant, si le vaccin prenait bien.

Que le vaccin prenne ou non, du *premier* au *quatrième* jour, on n'observe absolument rien. Sur la fin du *quatrième*, on sent distinctement au toucher une légère dureté dans le tissu de la peau. Le *cinquième*, la petite cica-

trice provenant de la piqûre paraît se coller à
la peau ; l'élévation, sensible la veille, prend
une couleur rouge et occasionne quelques démangeaisons. Le *sixième*, la teinte s'éclaircit,
l'élévation circulaire s'élargit. Le *septième*,
tout le bouton augmente, prend un aspect ar-
genté. Le *huitième*, le bourrelet s'élargit ; la
matière fournit en plus d'abondance, soulève ses
bords, qui deviennent tendus, gonflés et d'un
bleu grisâtre. Le cercle rouge, qui jusqu'alors
a environné le bouton, commence à devenir
plus rose. Le *neuvième*, tout cet appareil paraît
prendre un plus grand degré d'intensité ; le
bourrelet est plus large, plus élevé et plus rempli de matière. Le *dixième* jour, on n'aperçoit
pas un changement bien sensible dans le bouton ; seulement, le bourrelet circulaire s'étend,
ainsi que l'auréole. Si les boutons sont rappro-
chés, toutes les auréoles se confondent, pour
ne former qu'une seule et même croûte. Le
douzième jour, la dessiccation commence : le
liquide du bouton se trouble et prend une
teinte opaline ; l'auréole s'efface. Le *treizième*,
la dessiccation fait des progrès, marchant du

centre à la circonférence. Le *quatorzième*, la croûte prend la dureté de la corne et une couleur paille trouble, du *quatorzième* au *vingt-troisième* et suivants. Cette croûte, solide, dure et douce au toucher, prend une couleur plus foncée, conservant toujours à son centre la dépression que l'on a remarquée lors de la formation du bouton. Enfin, elle tombe du *vingt-quatrième* au *vingt-septième* jour, et laisse après elle une cicatrice ronde, profonde, gaufrée, qui s'efface un peu par le temps, mais ne disparaît jamais. Ce qui distingue surtout la bonne vaccine de la mauvaise, c'est que cette dernière, plus précoce, se montre dès le premier ou le second jour, et marche si rapidement, qu'elle acquiert tout son développement alors que la véritable ne fait que paraître. Son bouton s'élève rapidement en pointe, se crève et laisse échapper une matière jaunâtre qui, en se séchant, ne ressemble pas mal à de la gomme.

On a beaucoup agité dans ces derniers temps la question de savoir si la vaccine avait une vertu préservative illimitée, ou bien si elle s'épuisait à la longue. Tout ce qu'il y a de sûr, c'est que la revaccination réussit d'autant mieux que l'invidu sur lequel on la pratique est plus éloigné du moment où il a été vacciné ou a eu la variole. Les attaques de petite vérole après vaccination, s'étant montrées plus souvent après dix ans, on en a conclu que tout autorise à pratiquer une seconde fois cette opération à cette époque. L'opération est si simple par elle-même, qu'on aurait tort de ne pas se procurer la chance qu'elle offre de préserver une seconde fois.

ARTICLE IV.

LA ROUGEOLE.

Il est des parents qui se mettent en révolution quand leur enfant fait une grimace ou quand, par malheur, il avale de travers ; mais il en est aussi qui ne font pas assez d'attention aux premiers symptômes d'une maladie.

— L'enfant revient de la classe en se plaignant d'un mal de tête.

— Mal de paresse, disent les parents : c'est que tu ne veux pas faire tes devoirs.

— Il tousse, il retousse.

— Veux-tu ne pas tousser comme cela ! tu t'abîmes la poitrine tout simplement pour avoir de la tisane ou du jujube.

Il éternue à satiété.

— Si tu te mouchais, méchant enfant, lui dit-on, tu n'éternuerais pas si fort.

Le pauvre petit dit qu'il n'a pas faim, et on veut le forcer à manger, parce qu'on ne veut pas qu'il soit malade. Qu'arrive-t-il trop souvent ? Une malheureuse indigestion, et puis des courbatures, et puis un gros mal de gorge. Alors on met autour du cou de l'enfant un morceau de laine qui lui fait monter le sang à la tête ; quand arrive la fièvre on commence seulement à ouvrir les yeux. Du troisième au quatrième jour, si la maladie n'a pas été trop entravée par les imprudences, on voit poindre sur la figure de l'enfant des boutons de rougeole ou de scarlatine, et le père et la mère de s'écrier : — Pauvre petit ! c'est vrai tout de même qu'il était malade.

La rougeole, la scarlatine ont des symptômes précurseurs auxquels on peut les reconnaître et les annoncer à coup sûr. Ce sont précisément ceux que l'on vient de mettre en scène : mal de tête, mal de gorge, rhume de cerveau, yeux rouges et larmoyants.

En pareille circonstance, gardez-vous de croire aux commères qui conseilleraient des sangsues. La maladie, poursuivant sa marche pour faire expansion à la peau, pour sortir, — c'est l'expression consacrée, — a besoin d'une force vitale considérable. Si vous tirez inconsidérément du sang au malade, vous pourrez lui ôter de cette force si nécessaire, et aboutir à d'irréparables accidents.

Si l'appétit a disparu et si la langue est sale, un petit vomitif, 60 grammes de sirop d'ipécacuana, par exemple, ne pourront faire que du bien. Le vomitif porte à la peau, c'est-à-dire qu'il secoue le malade du centre à la surface, et il détermine, dans ce cas, une crise bienfaisante de transpiration.

Mais ce qu'il n'est point permis d'ignorer, c'est que la diète la plus sévère est indispenble. Les fièvres éruptives se montrent surtout chez les enfants ; or, chez les enfants la nature est si vivace, que le séjour au lit, une infusion légère de violette et la diète rigoureuse suffisent pour guérir ces maladies, qui durent de sept à neuf jours.

La convalescence de la rougeole et de la scarlatine exige des soins tout particuliers.

ARTICLE V.

LES CONVULSIONS DES ENFANTS, — MOYENS DE LES PRÉVENIR.

On peut presque toujours prévenir les convulsions des enfants. Quand un enfant est souffrant, rouge, grognon, porté à dormir aux heures où habituellement il ne dort pas ; quand le regard semble fixe et se meut péniblement à droite et à gauche ; quand il a des vomissements, on peut être certain que des convulsions vont arriver.

Il ne faut pas perdre la tête, ni se mettre à pleurer, sans rien faire, comme cela se voit ;

dans certaines mères. Il faut empêcher le mal de faire des progrès. Pour cela :

Prenez un verre de vinaigre ; faites-le bouillir. Quand il est bouillant, mêlez-y du son ou de la mie de pain, pour en faire comme un cataplasme. Etendez cette bouillie sur deux linges, et quand cela ne vous brûle plus au toucher, enveloppez-en les pieds de l'enfant, et recouvrez le tout d'un morceau de laine, pour em ê-cher de refroidir.

Si l'enfant est au lit, mettez à ses pieds une brique bien chauffée ou un fer chaud.

Laissez ces cataplasmes une heure ou deux, jusqu'à ce que l'enfant en témoigne de la douleur. Alors retirez-les ; essuyez bien les pieds et tenez-les très-chaudement.

Si, au bout de quelques heures, les mêmes symptômes de convulsions continuent ou reparaissent, recommencez le même remède, avec du vinaigre nouveau.

Ne donnez aucune nourriture à l'enfant pendant qu'il est souffrant, mais seulement à boire tant qu'il voudra. Si vous n'avez pas de vinaigre, prenez de la cendre chaude (mais qui ne brûle pas) ; mettez-la, sèche, sur deux linges, et enveloppez-en séparément chaque pied de l'enfant. Laissez cela deux ou trois heures, et même plus, si l'enfant ne paraît pas en souffrir.

Le but de ces remèdes est de dégager la tête et d'attirer le sang aux jambes.

ARTICLE VI.

DES CORS AUX PIEDS.

Les *cors* sont de petites excroissances dures qui se développent sur le pied, et qui proviennent ordinairement de la compression causée par une chaussure trop étroite.

Le moyen de les prévenir est donc de ne pas se servir, autant que faire se peut, de chaussures trop étroites et trop courtes. Nous pourrions ajouter : et de se tenir toujours les pieds propres, car la saleté est une cause ordinaire des maladies des pieds, de la mauvaise odeur, etc. Quant à guérir tout à fait les cors une fois venus, c'est chose plus difficile. L'extirpation au moyen des instruments tranchants et aigus est le seul remède bien efficace ; mais il faut y aller avec bien des précautions. Une coupure à un doigt du pied, là où l'os est si proche de la peau, peut avoir les suites les plus graves. On a vu des abcès de la cuisse, de l'aîne et la mort même en être la suite.

Il faut donc, en coupant ses cors, avoir un soin extrême de ne point se faire saigner.

On les fait disparaître avec des émollients, c'est-à-dire en amollissant eur dureté ; cela suffit pour enlever la douleur, mais après quelque temps elle revient avec le cor, dont la racine n'a pas été enlevée.

Il y a des pédicures qui enlèvent habilement les cors, mais il y en a d'autres qui n'enlèvent que l'argent et laissent le cor. Il faut avouer que l'un vaut mieux que l'autre..... pour le pédicure.

ARTICLE VII.

MAUX D'YEUX.

Ne plaisantez point avec les yeux. Nul organe n'est plus susceptible, plus délicat ; en général, évitez les remèdes directs lorsque les maux d'yeux sont chroniques, car la cause du mal est plus profonde ; elle est dans la masse du sang, dans la constitution qui est trop lymphatique, trop molle, trop débile.

On ne peut donner à ce sujet de règles générales ; mais on peut dire que, d'ordinaire, les maux d'yeux des personnes qui ont les cheveux blonds et les yeux bleus ou gris, viennent de la cause que nous signalons. Ce sont des tempéraments lymphatiques qu'il faut remonter ; le mal des yeux n'est là qu'un effet, on perdrait son temps à vouloir le guérir par des remèdes appliqués directement. Ce qui chassera le mal peu à peu, c'est d'abord une nourriture substantielle et abondante ; s'il est possible de s'en procurer, de la viande rôtie ou grillée, de la viande noire, du bœuf, par exemple, ou du mouton ; du vin aux repas, pas de jeûne ni de maigre les vendredis et les samedis, pendant un temps notable, quelquefois un an, deux ans de suite (ceci, bien entendu, avec la permission du curé ou du confesseur). Puis éviter la trop grande application des yeux, surtout la lecture au grand jour, et plus encore le soir à la lumière ; se coucher tôt et se lever de même ; faire beaucoup d'exercice au grand air ; — le matin et le soir, pendant longtemps, se baigner le front, les tempes, les yeux fermés, avec de l'eau de puits froide, où l'on peut même verser quelques gouttes de bonne eau-de-vie.

Sur dix maux d'yeux, il y en a huit qui viennent de cette faiblesse de tempérament dont nous parlons : les soins ci-dessus indiqués les guériront infailliblement, à la longue ; mais il faut de la patience. Rien n'est plus difficile à faire disparaître que ce genre d'affection.

Si rien n'indique de la faiblesse de tempérament chez le malade, s'il est, par exemple, brun, vif, sanguin, le traitement ci-dessus n'est plus applicable, et il n'y a qu'à consulter quelque bon médecin, qui donnera des remèdes locaux. Mais gare les charlatans ! On perd ses yeux à peu de frais entre leurs mains ! Méfiez-vous de leurs eaux, de leurs pommades ; elles ont aveuglé bien des gens !

III

DU TRAITEMENT DES MAUX

qui peuvent se passer des secours du médecin.

ARTICLE PREMIER.

DES PLAIES.

On entend par *plaie*, une division des parties molles, faite par une cause externe, comme un instrument tranchant, piquant ou contondant. Les plaies, à raison des circonstances qui les accompagnent, se divisent en simples et en compliquées.

On appelle *plaies simples*, celles qui n'offrent qu'une simple solution de continuité, sans danger ni accident; et on leur donne le nom de *plaies compliquées*, lorsque le corps qui a blessé a intéressé en même temps quelque organe essentiel situé profondément, comme un os, un gros vaisseau ou un des viscères contenus dans les cavités du tronc ; lorsque ce corps ou quelques-unes de ses parties seulement sont restées engagées dans les plaies ; enfin, lorsqu'elles sont accompagnées de vices internes, ou d'accidents plus ou moins graves. D'après le caractère de ces plaies, on voit qu'il n'entre pas dans le plan de cet ouvrage d'en parler, et qu'elles appartiennent entièrement aux gens de l'art ; aussi, ne nous occuperons-nous que des plaies simples, que chacun peut traiter soi-même, et qui n'ont pas besoin, à raison de leur étendue ou de leur position, d'un bandage qui exigerait des connaissances que les gens du monde n'ont pas.

Les plaies faites par des instruments tranchants, s'appellent *coupures* ; celles qui sont faites par des corps pointus, se nomment *piqûres* ; et celles qui proviennent de corps contondants, *plaies contuses*. Nous parlerons successivement de ces trois espèces de plaies :

3.

1° *Des Coupures.*

Dans quelque partie que soit située une coupure, elle peut présenter deux lèvres, comme lorsqu'elle est le résultat d'une incision perpendiculaire, ou offrir un lambeau ne tenant que très-peu aux parties voisines, comme cela arrive dans les incisions très-obliques ou horizontales ; enfin, le lambeau peut avoir été entièrement séparé de la partie blessée, et il en résulte une plaie avec perte de substance.

Dans le premier cas, la réunion des deux lèvres de la plaie est la seule indication qui se présente ; il suffit de les maintenir en contact, la nature fait le reste. Il s'établit un suintement sanguin ou purulent, à l'aide duquel les parties s'agglutinent et se cicatrisent. Lorsqu'on a une coupure à traiter, la première chose à faire est de laver la plaie avec de l'eau simple, dans laquelle on a ajouté quelques gouttes d'eau-de-vie Puis, on rapproche les bords de la plaie, et l'on place par-dessus

une petite compresse trempée dans la même
eau dont on s'est servi pour la laver; on la
maintient ensuite par plusieurs tours de
bandes. Si la plaie est plus considérable, et
sa position telle que ses bords restent toujours écartés l'un de l'autre, il faut les rapprocher et les tenir réunis par le moyen de
deux ou trois petites bandelettes d'emplâtre
agglutinatif, ou de taffetas gommé, placés
en travers de la plaie.

Dans le second cas, c'est-à-dire, lorsque la
plaie est avec lambeau, on commence par la
laver, puis on fait la réunion du lambeau, de
manière qu'il occupe la place qu'il avait auparavant; ensuite l'on panse, comme dans le cas
précédent.

Pour peu que le lambeau tienne encore à la
peau, il ne faut pas l'enlever; l'expérience
trouve que les parties divisées reprennent facilement, quoiqu'elles ne communiquent quelquefois que médiocrement avec les parties vi-
vantes.

Dans le troisième cas, lorsqu'une plaie est
avec perte de substance, le traitement est en-

core très-simple. Il consiste à entretenir la plaie toujours humide, et à la garantir du contact de l'air. Pour cela, on met sur la plaie de la charpie molle et sèche, destinée à resserrer l'extrémité des petits vaisseaux ; on place par-dessus une compresse, et l'on maintient le tout par plusieurs tours de bandes. On ne doit défaire l'appareil qu'au bout de deux ou trois jours après que la suppuration s'est établie ; alors on enlève la charpie avec de l'eau tiède, et l'on panse la plaie avec du cérat, que l'on fait en fondant une partie de cire blanche dans huit de bonne huile d'olive. Il faut avoir soin de se servir d'huile fraîche, car l'huile rance est plus nuisible qu'utile. Au bout de quelques jours de suppuration, la nature développe à la surface de la plaie des boutons charnus, la suppuration diminue avec l'étendue de la plaie, et la cicatrisation a lieu promptement, lorsque le sujet est sain, et que la plaie a été tenue très-propre et pansée tous les jours.

Voilà le traitement qu'il convient de faire dans les trois cas dont nous avons parlé : mais il est un accident inséparable des plaies, c'est l'inflammation. Lorsqu'elle est modérée, elle est utile et favorise la cicatrisation ; mais lorsqu'elle est trop forte, elle augmente la maladie, donne la fièvre, et retarde la guérison. On reconnaît qu'une plaie est accompagnée de trop d'inflammation, au gonflement, à la rougeur de la partie, à la chaleur, à la douleur et aux battements qui s'y font sentir. On diminuera l'inflammation, en plaçant par-dessus la plaie un large cataplasme de farine de graine de lin, ou fait avec de la mie de pain et une décoction de racines de guimauve, ou avec de la mie de pain et du lait ; on changera souvent ces cataplasmes, et on les continuera jusqu'à ce que l'inflammation soit tombée. En même temps que l'on fait usage de ces moyens, il faut s'observer sur le régime, autrement c'est comme si l'on ne faisait rien. Il est nécessaire de peu manger, de s'abstenir de vin, et à plus forte raison de liqueurs spiritueuses, et d'user de boissons rafraîchissantes , comme de la limonade, de l'orgeat, ou simplement de l'oxycrat, c'est-à-dire de l'eau acidulée avec du vinaigre.

Il arrive quelquefois chez des personnes faibles ou malades, dont la peau est flasque, décolorée, que les plaies se cicatrisent difficilement. Dans ce cas-là, la nature manque de forces, il convient de les exciter, de donner une nourriture fortifiante, du bon vin. On lavera les plaies avec du vin chaud ou de l'eau vulnéraire étendue d'un peu d'eau, et on les recouvrira de compresses trempées dans les mêmes liquides.

Ce traitement est très-simple, et il est tel qu'il doit être, puisque la nature guérit seule et que nous ne pouvons que lui nuire, en employant des moyens compliqués. Garantir les plaies du contact de l'air, et s'opposer à leur desséchement, voilà tout ce que nous pouvons et ce que nous devons faire dans le cas d'une plaie simple. Tous les onguents, les emplâtres et autres remèdes si vantés ne signifient rien, et ce que l'on devrait le plus désirer en eux, ce serait qu'ils ne fussent qu'inutiles.

2° *Des Piqûres.*

Les plaies faites avec des instruments piquants sont plus douloureuses et plus dangereuses que celles qui sont faites par des instruments tranchants. Tout le monde sait qu'une piqûre d'épingle fait quelquefois plus de mal que n'en fait une coupure beaucoup plus grande. Cela vient de ce que les corps piquants ne peuvent pénétrer qu'en déchirant et en froissant les parties qu'ils traversent. Les piqûres sont en général d'autant plus graves qu'elles ont été faites par des corps plus gros, que ceux-ci ont pénétré plus avant, que leur surface est moins polie et leur pointe plus aiguë.

Les parties les plus exposées aux piqûres sont les mains, les pieds et les jambes. Elles peuvent être piquées par une épine, une écharde ou tout autre corps pointu. Les suites en sont ordinairement de peu de conséquence, lorsque le corps qui les a faites n'est pas resté dans la plaie. Pour prévenir les petits accidents qui pourraient en résulter, il suffit de presser un peu la plaie pour la faire saigner, et de tremper la partie blessée dans de l'eau tiède.

Lorsque le corps est resté dans la plaie, il faut s'occuper aussitôt de l'extraire, autrement l'on s'expose à une inflammation plus ou moins forte, et à ses conséquences. Mais quelquefois il s'est cassé dans la plaie, ou il y est tellement enfoncé, qu'on ne peut l'apercevoir ni le saisir. Il faut alors chercher à dilater l'entrée de la plaie, ou faire une petite incision pour arriver jusqu'à lui, et l'extraire plus commodément. Cependant, s'il était situé profondément, et qu'une incision superficielle ne fût pas suffisante pour remplir l'intention qu'on se propose, il faudrait avoir recours à un chirurgien. Le corps extrait, l'on fera saigner la plaie, et l'on trempera la partie malade dans de l'eau tiède, comme nous avons dit plus haut.

Si le corps n'a pas été extrait, il devient une cause d'irritation, et donne lieu aux mêmes symptômes inflammatoires que ceux du panaris, du clou, etc. La partie devient rouge, douloureuse ; elle se tuméfie, on y sent des battements, et, selon que l'inflammation est plus ou moins forte, la fièvre et d'autres accidents surviennent. Une fois que la nature a commencé le travail de la suppuration, on doit la favoriser, en tenant toujours la partie malade humide et chaude. Ce ne serait plus le temps de chercher à retirer le corps engagé, ni de faire des incisions. Il faut baigner souvent la partie blessée, dans de l'eau tiède, et la recouvrir après d'un cataplasme fait avec de la farine de graine de lin et une décoction de racine de guimauve ou de graine de lin, ou bien d'un cataplasme de mie de pain et de lait. Pour qu'ils conservent plus longtemps leur humidité et les rendre plus adoucissants, on y ajoutera, lorsqu'ils seront faits, un peu de saindoux ou d'huile fraîche.

Si la piqûre est peu considérable, l'application d'une petite mouche d'onguent de la mère est suffisante. L'on prône beaucoup, pour les piqûres, la graisse de lièvre, de chat, etc. ; et l'on prétend qu'elles ont la propriété d'attirer les corps que l'on n'a pu extraire, cela est absurde. Ces graisses n'ont d'autre propriété que celle de la graisse de cochon ; elles sont toutes adoucissantes, et conviennent assez bien pour faire mûrir les abcès. Une fois que la suppuration est terminée, le pus entraîne avec lui le corps qui a produit l'accident ; et la plaie se cicatrise d'elle-même. Quant au régime à observer durant la suppuration, il est celui que nous avons conseillé dans l'inflammation des plaies simples.

3° *Des Plaies contuses.*

Les *plaies contuses* sont faites par des corps qui ne sont ni tranchants ni piquants, mais qui déchirent les parties en raison de la force avec laquelle ils sont lancés, ou de la vitesse avec laquelle nous allons au-devant d'eux : tels sont les coups de pierre, les coups de bâton, les chutes sur des corps durs, et généralement toutes les plaies faites par des machines en mouvement. Ces plaies sont toujours plus dangereuses et plus longues à guérir que les autres, parce que les parties blessées ont été en même temps froissées, meurtries, et quelquefois entièrement désorganisées.

Les plaies contuses veulent être pansées comme les plaies simples avec perte de substance. L'on met d'abord dessus des plumasseaux de charpie molle et sèche, et on ne lève l'appareil qu'au bout de deux ou trois jours (1). La suppuration, dans ces plaies, est toujours abondante, puisqu'elle doit entraîner toutes les chairs meurtries, avant qu'elles puissent se guérir. Elles passent alors à l'état des autres plaies dont nous avons parlé, et se cicatrisent de même.

ARTICLE II.

DES CONTUSIONS.

La *contusion* reconnaît les mêmes causes que les plaies contuses. Suivant qu'elle est plus ou moins forte, elle se présente avec des symptômes différents.

Lorsqu'une partie est faiblement contuse, elle devient noire sur-le-champ, et il en résulte ce qu'on appelle une *ecchymose*. Cette couleur noire diminue chaque jour d'intensité, elle

(1) Lorsque nous disons qu'on doit panser la plaie avec de la charpie sèche, et ne l'enlever qu'au bout de deux ou trois jours, nous supposons une plaie un peu étendue; car une petite écorchure n'exige pas un traitement semblable : il suffit de la couvrir d'un linge enduit de cérat, et souvent même c'est inutile.

passe au jaune, et finit, après des nuances différentes, par être remplacée par la couleur naturelle de la partie blessée. Le résultat de toutes
les contusions est d'affaiblir les parties qui en
sont le siége, et de diminuer le ton des petits vaisseaux : ce qui fait que le sang séjourne
dans leur intérieur, s'extravase dans le tissu
cellulaire, et donne lieu aux ecchymoses dont
nous venons de parler.

Si le corps qui produit la contusion agit avec
plus de force, il en résulte quelquefois la rup-
ture de quelques petits vaisseaux ; le sang se
ramasse alors dans le tissu cellulaire, et donne
lieu à de petits dépôts sanguins : les parties
sont en même temps plus ou moins froissées
et contuses. Souvent les meurtrissures sont si
fortes, que les parties frappées en sont désorganisées, et qu'elles se séparent entièrement
par la gangrène des parties saines.

Les effets des contusions ne se bornent pas
toujours aux parties extérieures : souvent ils
se propagent jusqu'à l'intérieur, et les organes
qui y sont contenus en sont affectés plus ou
moins gravement. Un coup sur le ventre, par

exemple, peut déterminer une inflammation des intestins, une déchirure du foie ou de la rate. Un coup sur la poitrine peut de même donner lieu à une lésion des organes contenus dans cette cavité. Des épanchements sanguins se produisent également à la suite des coups, des chutes et des fortes commotions imprimées au corps.

Si la contusion est peu considérable, il faut rétablir le ton des petits vaisseaux, afin de ranimer la circulation qui s'y fait difficilement, et de les mettre à même de repomper le sang qui séjourne dans le tissu cellulaire. Il suffit, pour cela, de laver la partie meurtrie, avec de l'eau salée, et de la recouvrir d'une compresse trempée dans le même liquide. On peut aussi se servir de fort vinaigre étendu dans deux parties d'eau. On trempe dedans les linges dont on recouvre la partie malade, et on a soin de les changer toutes les deux heures, pendant le premier jour. On applique aussi avec succès le persil, le cerfeuil, l'artichaut légèrement pilé dans un mortier.

Lorsque le sang extravasé ou stagnant dans les petits vaisseaux, commence à disparaître,

et que la guérison est annoncée par le changement de couleur de la partie, il faut la panser
avec des liqueurs aromatiques spiritueuses,
afin de donner un peu de ton aux parties affaiblies. L'eau d'arquebusade, l'eau de mélisse
composée, l'eau de Cologne étendues dans deux
parties d'eau commune sont toutes propres à
cet usage.

Dans le cas où, à la suite d'une forte contusion, il s'est épanché du sang en petite quantité sous la peau, il ne faut faire aucune incision pour lui donner issue, car on peut produire une plaie qui se cicatrise difficilement.
La nature fait disparaître, avec le temps, ces
petits dépôts. Mais lorsque la quantité de sang
épanché est assez considérable pour rendre nécessaire une incision, on devra s'adresser au
chirurgien. Il en est de même lorsqu'une forte
désorganisation a fait tomber la partie meurtrie en gangrène.

Lorsque le corps, à la suite d'un coup ou
d'une chute, a éprouvé une secousse générale,
il convient d'user de certaines précautions pour
éviter les affections qui pourraient survenir

intérieurement. Celles qui en sont les suites les plus fréquentes sont l'inflammation, des dépôts purulents, et ensuite des épanchements sanguins.

Avant qu'un organe devienne le siége d'un dépôt, il faut qu'il y ait existé auparavant de l'inflammation. Si donc, dès le principe, on la dissipe, on empêche le dépôt de se former. Voilà pourquoi l'on doit employer, après une secousse violente, les moyens propres à prévenir l'irritation qui pourrait en être la suite. Pour cela, il faut faire usage, des acides végétaux. L'on prendra sur-le-champ trois ou quatre cuillerées de verjus avec moitié eau, et l'on boira pendant quelques jours de la limonade. Il faut s'observer en même temps sur le régime, éviter les liqueurs spiritueuses, les mets échauffants, et prendre des bains. Lorsque la commotion a été très-forte, la saignée devient nécessaire ; il faut alors consulter un homme de l'art. Souvent il arrive qu'après une chute, ou un coup reçu, une personne reste sans connaissance ; on doit, dans cette circonstance, éviter de l'agiter avec force pour la faire revenir :

on lui jettera de l'eau froide au visage, et l'on se comportera en tout comme nous avons conseillé de le faire dans le cas d'évanouissement par faiblesse. Aussitôt qu'elle pourra avaler, on lui fera prendre, pour ranimer ses forces, une cuillerée d'eau d'arquebusade ou d'eau des Carmes, dans un verre d'eau.

Lorsqu'à la suite d'un coup violent ou d'une chute, il se forme intérieurement un épanchement sanguin, les accidents qu'il détermine peuvent être des plus graves suivant le lieu qu'il occupe. Il faut donc toujours, dans ces circonstances, recourir au médecin.

ARTICLE III.

DES ENTORSES.

Les *entorses* consistent dans un tiraillement, une extension forcée des parties qui entourent une articulation ; les parties ligamenteuses sont elles qui en souffrent le plus, à raison de leur proximité de l'articulation, et de leur peu d'extensibilité. Les articulations qui sont le plus exposées aux entorses sont celles du pied, du genou et du bras. Elles ont toujours lieu, lorsqu'une puissance pousse le membre dans un sens, tandis qu'il est retenu dans un autre. Dans le moment de l'accident, on éprouve une vive douleur, la partie s'ecchymose, se tuméfie, les mouvements deviennent pénibles, difficiles, et finissent quelquefois par être impossibles. En général, selon que l'extension forcée a été plus ou moins forte, les symptômes sont différents et plus ou moins dangereux.

Lorsqu'une entorse est récente, il faut plonger le membre qui en est le siége, dans l'eau froide ou dans l'eau à la glace, si on peut s'en procurer, et l'y laisser au moins pendant trois ou quatre heures. De cette manière on diminue l'irritation et on prévient le gonflement et l'inflammation, suites immanquables d'une entorse, lorsqu'on ne fait rien pour s'y opposer. Dans le cas où l'on ne pourrait faire usage de ce moyen, on couvre la partie malade avec des compresses trempées dans l'eau végéto-minérale (1), et l'on a soin de les renouveler souvent.

(1) Cette eau se fait en mettant 16 grammes d'extrait de

L'immersion dans l'eau froide et continuée ongtemps, est le meilleur moyen que l'on puisse opposer à une entorse légère ; mais il arrive souvent que certaines circonstances s'opposent à ce qu'on l'emploie. Les personnes sujettes aux coliques, aux rhumatismes, à la goutte, celles qui sont phthisiques, ou qui ont beaucoup de dispositions à le devenir, pourraient aussi en être incommodées. Dans ce cas, il convient d'employer l'eau végéto-minérale tiède, comme nous l'avons dit. Ce médicament est un excellent répercussif qui s'oppose au gonflement et diminue la douleur, par la propriété qu'il a d'émousser la sensibilité.

ARTICLE IV.

DE L'ÉRÉSIPÈLE.

L'*érésipèle* consiste dans une inflammation superficielle de la peau, qui est légèrement tuméfiée, d'une couleur rouge, mêlée et peu vive, disparaissant facilement par la pression, et reparaissant dès qu'on la cesse. Cette rougeur

Saturne, dans un litre d'eau, et on y ajoute 60 grammes d'eau-de-vie.

n'affecte aucune forme régulière ; elle s'étend inégalement et fait des progrès plus ou moins . grands sur les parties voisines. L'érésipèle est accompagné d'une douleur semblable à celle de la brûlure, et il survient, à sa surface, de vésicules de différentes grandeurs, qui se dessèchent, et se terminent par la chute de l'épiderme.

Cette maladie est ordinairement produite par une cause interne ; mais elle peut aussi être le résultat de substances âcres, irritantes, appliquées à la surface de la peau ; elle est toujours précédée d'une fièvre plus ou moins forte., et l'inflammation de la peau paraît ordinairement le premier, le second ou le troisième jour de son invasion. L'érésipèle survient indifféremment dans toutes les parties du corps, mais la tête paraît en être le plus souvent affectée. Quelquefois l'inflammation est si grande, et fait de tels progrès, qu'elle occupe la figure, le cou et toute la tête. Dans ce cas, le gonflement des paupières est si considérable, que les malades ne peuvent ouvrir les yeux.

Lorsque cette maladie est simple, elle veut

être traitée comme une affection inflammatoire. Du petit lait, de l'orgeat ou de la limonade sont les boissons dont il convient de faire
usage. Il faut observer en même temps le régime rafraîchissant, et éviter tout ce qui peut
échauffer.

Quant au traitement externe, on a conseillé
d'appliquer différents remèdes sur la partie
affectée, mais l'expérience ne prouve pas en
leur faveur. On accuse les narcotiques, les rafraîchissants, les astringents, de disposer à la
gangrène ; les spiritueux paraissent augmenter
l'inflammation ; tous les huileux et les fomen-
tations aqueuses semblent mettre la maladie
dans le cas de s'étendre, et peuvent quelquefois exciter la suppuration. L'application la
plus sûre, et que l'on doit préférer, consiste
à saupoudrer fréquemment la partie enflammée, avec de la farine desséchée ; comme il se
fait une exsudation à la surface de la partie
malade, rien n'est plus propre à absorber l'humidité et à dessécher, que l'emploi de ce moyen.
Les farines les plus grossières sont préférables,
parce qu'elles sont moins susceptibles de se

réunir et de former une croûte. Ainsi la farine d'avoine est celle qui remplit le mieux l'intention qu'on se propose. Dans ce que nous venons de dire sur l'érésipèle, nous n'avons eu intention de parler que de celui qui, n'ayant aucun mauvais caractère, n'a besoin que de petits soins pour guérir ; mais quelquefois cette maladie est précédée et accompagnée d'une fièvre de mauvaise nature, qui donne lieu à des symptômes plus ou moins graves, et qui indiquent assez la nécessité de recourir aux personnes de l'art.

ARTICLE V.

DE LA BRULURE.

On distingue trois degrés dans une brûlure. Dans le premier, la partie brûlée est rouge, légèrement tuméfiée, on y éprouve de la chaleur et une douleur plus ou moins vive ; ce degré a beaucoup d'analogie avec l'érésipèle. Dans le second, il y a détachement de l'épiderme ; il s'élève sur la partie des vessies plus ou moins grosses, et pleines d'une eau roussâtre. Dans le troisième, les parties sont désorganisées, et il y a plaie. Si la désorganisation a été portée trop loin, il n'est pas rare de voir survenir la gangrène.

Le traitement des brûlures varie selon qu'elles appartiennent au premier, au second ou au troisième degré. Pour le premier degré, il suffit de tremper de suite la partie brûlée, dans l'eau la plus froide que l'on pourra trouver, et de l'y laisser le plus longtemps possible. On doit avoir soin de renouveler cette eau dès qu'elle est échauffée, ce que l'on connaît à la douleur qui se réveille et se fait sentir de nouveau. Si la partie qui a été brûlée ne pouvait être baignée, à cause de sa position, il faudrait la couvrir de compresses trempées dans l'eau la plus froide possible, ou, ce qui vaut encore mieux, dans l'eau végéto-minérale, et les renouveler souvent. Par ce moyen, l'on évite l'inflammation, la douleur, et l'on termine, en dix à douze heures, une maladie qui eût duré, sans cela, plusieurs jours.

S'il s'est élevé des vessies sur la peau, après

une brûlure, il faut les percer avec une épingle, afin de faire écouler la sérosité qu'elles contiennent, et éviter soigneusement de mettre à découvert la partie qui est dessous. Si la brûlure est récente, on peut la tremper, comme dans le premier cas, dans l'eau fraîche, et ensuite la recouvrir d'un linge fin, enduit de cérat.

Lorsque les parties ont été désorganisées par le feu, il faut s'attendre à la suppuration. Les parties brûlées se détachent au bout d'un certain temps, et une fois que l'escarre est tombée, la plaie commence à se cicatriser à sa circonférence, et diminue insensiblement d'étendue jusqu'à ce qu'elle soit entièrement fermée. Dans ce cas, il n'y a autre chose à faire que de panser la plaie avec de la charpie molle, recouverte de cérat bien frais. Mais si la brûlure est considérable, que l'on ait lieu de craindre les progrès et les suites de l'inflammation, il faut recouvrir le tout d'un cataplasme émollient, et observer le régime rafraîchissant dont nous avons parlé plusieurs fois. Lorsque le siége du mal est à la jambe ou au pied, il faut placer ces parties dans une position horizontale, et garder un repos absolu jusqu'à ce que les premiers symptômes d'irritation soient dissipés. En général, dans tous les maux de jambes, la marche prolonge leur durée, et est ce qu'il y a de plus contraire à leur guérison.

Recette simple et facile pour guérir les brûlures.

Quelque étendue et quelque profonde que soit la brûlure, le meilleur moyen de la guérir est d'envelopper sur-le-champ les parties brûlées de ouate de coton, qu'on n'enlève que dix à douze jours après. Presque toujours alors, excepté dans les brûlures qui intéressent une grande épaisseur de tissu, on trouve la cicatrice complète.

ARTICLE VI.

DES ENGELURES.

On appelle *engelure* un gonflement accompagné de rougeur, de démangeaison et de douleurs, survenant en hiver, aux doigts des

pieds ou des mains, aux talons, aux oreilles, au nez et aux lèvres. Ces parties sont
plus exposées aux engelures, parce qu'elles ré-
sistent moins à l'action du froid, à raison de
leur éloignement du foyer de la chaleur, et de
la lenteur avec laquelle la circulation se fait
aux extrémités.

On distingue dans les engelures trois degrés. Dans le premier, la partie qui en est le
siége est légèrement enflée, la chaleur est un
peu plus grande que dans l'état naturel, et on
y sent de la douleur et de la démangeaison.
Dans le second, tous les symptômes du premier
degré sont augmentés, le gonflement et la
douleur sont plus considérables, et il y a privation de l'usage des doigts. Dans le troisième,
l'inflammation est encore plus forte, et il s'élève
sur la partie affectée une excoriation qui s'étend
et devient quelquefois un ulcère très-profond
et de mauvaise nature. Enfin, ce troisième degré des engelures peut se terminer par la gangrène.

Le traitement des engelures comprend les
moyens de les prévenir et de les guérir. Il varie

selon le degré que l'on se propose de combattre. Les engelures du premier degré sont peu de chose, et se guérissent d'elles-mêmes. Il suffit d'éviter avec soin de faire passer brusquement du froid au chaud, et réciproquement, les parties qui en sont atteintes.

Les engelures du second degré veulent être traitées, dit M. Tissot, comme la congellation dont elles sont le premier degré, avec de la neige et de l'eau à la glace. Ce remède est en effet un des meilleurs, lorsque rien ne s'oppose à son emploi. Il faut, pour cela, se frotter, plusieurs fois par jour, les mains ou les pieds, selon que les unes ou les autres de ces parties sont affectées, avec de la neige. Les parties frottées rougissent, s'échauffent fortement pour l'instant, mais un état de bien-être ne tarde pas à succéder.

Si l'on préfère se servir d'eau, il faut qu'elle soit froide, ou prête à se geler. On doit y plonger les mains plusieurs fois par jour, et les y laisser pendant quelques minutes. On éprouve, dans le premier moment d'immersion, une douleur qui diminue peu à peu pour faire place à l'engourdissement. On sort de l'eau les doigts engourdis, mais ils ne tardent pas à recouvrer leur chaleur naturelle.

Pour faire cesser promptement la douleur et l'engourdissement des mains, soit qu'on les sorte de l'eau, ou qu'on vienne de les frotter avec de la neige, il faut les essuyer aussitôt et mettre des gants en peau. Au bout de trois à quatre jours d'un traitement semblable, les mains se désenflent, la peau se ride, et l'on est guéri.

Cependant, comme l'observe Tissot, un petit nombre de personnes qui ont sans doute la peau excessivement délicate et sensible, ne se trouvent pas bien de ce remède; il paraît trop actif, agit sur la peau presque comme un vésicatoire, et en déterminant une plus grande quantité d'humeurs, il augmente le mal au lieu de le diminuer. Les personnes qui se trouvent dans ce cas, peuvent se borner à porter des gants de peau de chien, jour et nuit. Si c'était aux pieds que fussent les engelures, il faudrait porter des chaussons de la même espèce, ou de taffetas gommé. On avancera la guérison, en ayant soin, en même temps, de plonger plusieurs fois par jour, les mains ou les pieds dans un bain tiède, auquel on ajoute une liqueur résolutive. Celle qui présente le plus d'avantages pour cela, est l'extrait de Saturne (acétate de plomb). On en ajoute à l'eau plus ou moins de gouttes, jusqu'à ce qu'en l'agitant avec la main, elle prenne une teinte blanche, semblable à celle du lait qu'on aurait coupé de moitié d'eau. A défaut d'extrait de Saturne, on peut se servir de bon vinaigre étendu d'eau.

Tissot dit qu'on a beaucoup vanté, pour les engelures, la décoction de pelure de raves, à laquelle on ajoute un seizième de vinaigre. Cette décoction ne doit être employée que tiède.

Au lieu d'employer ces remèdes en décoction et en bain, on peut les réduire en vapeurs et y exposer la partie malade. Le vinaigre réduit en vapeurs, est un excellent moyen résolutif, et qui convient parfaitement dans ce cas-là. M. Tissot dit avoir vu réussir souvent aussi la térébenthine employée de la même manière. Que l'on ait exposé ses mains ou ses pieds à des vapeurs, ou qu'on les ait plongés dans un bain, on sent qu'il faut avoir le plus grand soin de les essuyer, de les bien sécher, et de les garantir du contact de l'air.

Lorsqu'on a guéri les engelures avec des décoctions ou des vapeurs, il reste ordinairement, dans la partie qui en a été le siége, un peu de faiblesse et de sensibilité. Il faut alors, pour les faire disparaître, la laver tous les jours avec partie égale d'eau ordinaire et d'eau-de-vie camphrée, ou d'eau-de-vie simple, ou d'eau de Cologne.

Le troisième degré des engelures est celui où il y a ulcération. Il n'entre pas dans le plan de cet ouvrage d'en parler, puisque nous nous sommes proposé de ne nous occuper que des cas où l'on peut se passer du médecin. Les engelures ulcérées forment quelquefois des plaies profondes, et souvent dégénèrent en ulcères de mauvaise nature, pour avoir été mal traitées dans le principe. Or, l'état de sensibilité de la personne malade, sa constitution naturelle, le régime qu'elle tient, les autres maladies qu'elle peut avoir, etc., tout cela peut compliquer une engelure ulcérée, et demander des modifications dans le traitement, qui ne pourraient être saisies qu'imparfaitement par les gens du monde.

Les moyens de prévenir les engelures doivent, sans contredit, consister dans l'éloignement des causes que nous avons dit leur donner naissance. Ainsi donc, endurcir, accoutumer au froid les parties qui y sont le plus exposées, éviter de les faire passer subitement du froid au chaud, et du chaud humide au froid, renferme toute la conduite à tenir pour s'en garantir.

Il est des personnes qui sont plus exposées les unes que les autres aux engelures ; une sensibilité et une faiblesse plus grandes de la peau paraissent donner lieu à cette disposition, ce qui explique pourquoi les enfants y sont particulièrement sujets. Il convient donc, pour les en garantir, de les accoutumer de bonne heure au froid. Pour cela, on évitera de leur laver les mains et la figure à l'eau chaude. On se servira, au contraire, toujours de l'eau froide. On les habituera à se passer de gants, ou si on leur en donne, ils seront de peau simple. On évitera avec soin de leur faire porter des fourrures, qui entretenant la main dans une moiteur continuelle, l'exposent davantage aux effets du froid, quand ils quittent leurs gants. Lorsqu'un enfant vient de dehors et qu'il a froid, on s'opposera à ce qu'il s'approche trop près du feu, et surtout qu'il y présente ses mains et ses pieds, avant que ces parties soient réchauffées.

Ce que nous venons de dire pour les enfants, s'applique également aux grandes personnes.

ARTICLE VII.

DES CLOUS, OU FURONCLES.

Les *clous* sont de petites tumeurs inflammatoires ayant leur siége dans le tissu cellulaire situé sous la peau, survenant indifféremment dans toutes les parties du corps, et dépendant le plus souvent d'une cause interne. Ils paraissent quelquefois plusieurs en même temps, et ils peuvent acquérir un volume assez considérable pour gêner le mouvement des parties au-dessus desquelles ils sont situés, et donner lieu à la fièvre et à de vives souffrances.

Les clous ont pour caractère de s'élever en pointe au-dessus de la peau, et de se terminer toujours par la suppuration. Une fois la suppuration achevée, ils percent dans leur sommet et laissent écouler quelques gouttes de pus. L'on aperçoit alors, dans l'intérieur, un petit corps solide, détaché, que l'on appelle *germe, bourbillon.* En pressant la tumeur, on le fait sortir sous forme d'un petit cylindre allongé, et, dès ce moment, la douleur cesse, les symptômes inflammatoires disparaissent et les parties se cicatrisent.

Lorsqu'un clou est peu considérable, il suffit d'appliquer dessus une petite mouche d'onguent de la mère. Si, au contraire, à raison de son volume et de sa situation, il donne lieu à des symptômes inflammatoires plus grands, il faut alors baigner souvent, dans l'eau tiède, la partie qui en est le siége, et la recouvrir d'un cataplasme fait avec la farine de graine de lin, une décoction de racine de guimauve, et un peu de saindoux, comme nous l'avons conseillé au sujet de la *Piqûre*. L'oseille bouillie et broyée, appliquée chaude sur la tumeur, est encore un très-bon moyen pour en hâter la terminaison. Si les symptômes inflammatoires étaient considérables, s'il y avait de la fièvre, de l'insomnie, il faudrait alors se mettre à un régime rafraîchissant, prendre des lavements, boire abondamment d'une boisson acidulée quelconque, ou d'une tisane faite avec la racine de chiendent et le bois de réglisse, et s'observer en même temps sur le manger.

Les clous qui reviennent souvent et qui paraissent plusieurs à la fois, indiquent une disposition particulière du corps, qui demande un traitement interne. L'on doit, dans ce cas, s'adresser à un médecin.

ARTICLE VIII.

DES PANARIS.

Le *panaris* est une tumeur phlegmoneuse des doigts. Les causes qui le produisent sont

en général, les piqûres et les contusions ;
il peut aussi provenir d'une cause interne.
Cette maladie est toujours très-douloureuse,
et entraîne quelquefois, à sa suite, les accidents les plus graves. Elle s'annonce ordinairement par une douleur obscure, des
élancements qui se font sentir de temps en
temps au bout du doigt. Jusque là, la partie
malade n'offre encore rien de remarquable ;
mais bientôt après, les douleurs augmentent,
les pulsations deviennent plus fréquentes, il se
développe une vive chaleur, la peau devient
rouge, et l'extrémité du doigt se tuméfie.
L'enflure ne se borne pas à la partie malade :
elle gagne toute la main, et se propage souvent jusqu'au bras, et même jusque sous l'ais-
selle, où elle donne lieu au gonflement des
glandes [qui y sont situées ; alors il survient une
fièvre plus ou moins forte, et la maladie est
des plus graves.

L'on distingue plusieurs espèces de panaris,
suivant le siége plus ou moins profond de
la maladie ; mais ces divisions n'intéressent
que les chirurgiens. L'on peut dire qu'en

général, plus le foyer du mal est rappro-
ché de la peau, moins la maladie est dangereuse, parce qu'alors la suppuration se
fait plus promptement, et qu'il est facile de
donner issue au pus qui s'est formé. Le panaris se termine, le plus ordinairement, par
suppuration ; mais quelquefois, lorsque l'irritation est portée trop loin, elle peut déterminer la gangrène, ou bien la carie de la pha-
lange du doigt, lorsque le foyer purulent est
situé près de cet os. Nous verrons ce qu'il convient de faire pour éviter ces deux derniers
modes de terminaison.

Le traitement des panaris consiste à diminuer l'irritation générale, à modérer l'inflammation, à favoriser la suppuration, en
relâchant, en ramollissant le tissu de la peau,
et à donner issue au pus, une fois qu'il est
formé.

L'on diminue l'irritation générale par tous
les moyens dont nous avons déjà parlé, en
faisant abondamment usage d'une boisson
acide, comme de la limonade, du sirop de vinaigre, ou bien de l'eau acidulée simplement

avec du vinaigre, selon les circonstances où l'on se trouve, en prenant fréquemment des lavements, en mangeant peu et en évitant tous les aliments et les boissons qui peuvent échauffer. La saignée devient aussi quelquefois nécessaire.

Le traitément local consiste à baigner souvent le doigt dans l'eau un peu plus que tiède, à l'exposer à la vapeur de l'eau bouillante et à le recouvrir ensuite d'un cataplasme émollient, fait avec la mie de pain et le lait, ou avec la farine de graine de lin et l'eau de guimauve. Si l'inflammation et l'enflure ont gagné toute la main, il ne faut plus se contenter de couvrir le doigt malade, il faut faire un large cataplasme capable d'envelopper toute la main. Le levain, appliqué sur le doigt, est encore un moyen de hâter la suppuration. L'oseille cuite, appliquée chaude, produit le même effet.

Le panaris, en faisant usage des moyens dont nous venons de parler, perce quelquefois de lui-même ; mais aussi, l'on est souvent obligé de pratiquer une incision pour évacuer le pus. Lorsque la suppuration est terminée, il faut donner au plus tôt issue au pus. Si la peau est amincie, si l'on sent de la fluctuation à une très-petite distance de sa surface, l'on peut percer soi-même la tumeur avec une pointe de ciseaux ou de canif. Une fois que le pus est évacué, l'on tient la plaie ouverte, par le moyen d'un petit emplâtre d'onguent de la mère, jusqu'à ce qu'elle soit détergée et qu'il n'en sorte plus rien : après cela, on la panse simplement avec du linge fin.

Si le pus est situé profondément, il faut appeler un chirurgien pour faire l'ouverture de la tumeur. Il est nécessaire d'y avoir recours plus tôt que plus tard, car souvent le pus n'étant pas évacué assez promptement, il en résulte la carie et la chute de l'os de l'extrémité du doigt. Dans ce cas, il convient de faire l'incision plutôt trop profonde que pas assez. Les deux cas où l'on doit appeler le chirurgien sont donc, premièrement, celui où les symptômes inflammatoires étant très-violents, la maladie menacerait de se terminer par la gangrène ; et, en second lieu, lorsque la suppuration étant terminée, l'on ne pourrait donner soi-même issue au pus. A plus forte raison l'on doit y avoir recours, si la maladie s'est terminée par la gangrène ou la carie.

ARTICLE IX.

DES HÉMORRAGIES.

L'hémorragie du nez, ou *epistaxis*, est le plus souvent occasionnée par un effort conservateur de la nature, qui tend à se débarrasser d'une surabondance de sang. Voilà pourquoi les personnes sanguines, et les jeunes gens, en général, y sont plus sujets que d'autres. Quelquefois aussi, des hémorragies ont lieu dans certaines fièvres inflammatoires, dont elles sont des crises salutaires. Il faut, alors, ne rien entreprendre pour les arrêter. Il en est de même lorsqu'elles surviennent chez des sujets jeunes et vigoureux. Dans ce cas, elles amènent une déplétion utile, et ne tardent pas à s'arrêter d'elles-mêmes.

Mais si elles se produisent chez des personnes de constitution débile ou affaiblies par d'anciennes maladies, si elles sont abondantes, et durent depuis longtemps, il faut les arrêter au plus tôt.

L'on reconnaît que la quantité de sang écoulé n'a pas été trop considérable, lorsque le pouls reste plein, régulier, que la chaleur du corps n'est pas diminuée, qu'elle est la même aux extrémités, et que les lèvres et les joues sont colorées en rouge ; mais si le pouls est petit, tremblottant, si le visage est pâle, si les lèvres sont décolorées, s'il survient des maux de cœur, des faiblesses, des mouvements convulsifs, on doit agir sans perdre de temps.

Il ne faut pas attendre toutefois que des symptômes aussi graves se soient manifestés. L'action des moyens auxquels on a recours n'étant pas immédiate, il vaut mieux s'y prendre un peu plus tôt que plus tard : d'ailleurs les circonstances et le bon sens indiquent les règles à suivre en pareil cas.

Parmi les moyens propres à arrêter une hémorragie, le premier est de diminuer la chaleur générale. On ralentit de cette manière le mouvement de la circulation, et l'on affaiblit l'effort hémorragique. Pour cela, on supprime une partie des vêtements ou des couvertures, si la personne est au lit ; on l'expose dans un endroit frais, on lui fait garder le repos, dans la position verticale, et on lui donne une boisson rafraîchissante, comme de l'orgeat, de la limonade, ou de l'eau acidulée avec du vinaigre. Si cela ne suffit pas, on lui met les mains dans l'eau fraîche, et on pose en même temps, sur les tempes et autour du front, des linges trempés dans un mélange d'eau et de vinaigre. Enfin, si tous ces moyens sont encore insuffisants, l'on aura recours à une tente ou rouleau de charpie que l'on trempera dans une dissolution de vitriol (1), ou dans un mélange d'eau et de vinaigre ; on l'introduira horizontalement dans le nez , et on l'y poussera aussi haut que possible, à l'aide d'un petit morceau de bois flexible (2). Tissot dit qu'un

(1) On fait dissoudre 4 grammes de vitriol blanc dans un verre d'eau.

(2) Pour extraire, après l'hémorragie, le rouleau de charpie introduit dans le nez, il faut, avant son introduction, l'attacher dans son milieu avec une aiguillée de fil, qu'on laisse pendre au dehors.

moyen sûr d'arrêter l'hémorragie est de
tremper la tente dans la liqueur minérale
anodine de Hoffmann , ou bien dans un mélange d'eau ordinaire , de vinaigre et d'eau-
de-vie.

Lorsqu'il est urgent d'arrêter une hémorragie, il faut commencer par la charpie, et finir par les autres moyens proposés. Le sang
arrêté, on se gardera d'ôter la tente, ou d'enlever les caillots de sang qui bouchent le nez.
Pour cela , on attendra deux ou trois jours,
et on n'aura plus alors que quelques tractions
légères à exercer, les mucosités nasales ayant
lubrifié les parties sur lesquelles elle repose.

Certaines personnes sont sujettes à saigner
du nez, à certaines époques et au printemps en
particulier. Cette habitude cesse ordinairement
vers l'âge de trente ans ; mais alors il n'est pas
rare de la voir remplacée par des maux de tête,
des étourdissements ou autres affections, pour
lesquels on contracte souvent l'habitude de se
saigner. Cette coutume est mauvaise, et entraîne quelquefois avec elle des suites plus
fâcheuses que les maux que l'on veut éviter,

5

lorsque l'on oublie ou que l'on cesse de la faire pratiquer.

Sans avoir recours à la saignée, l'on peut prévenir une hémorragie par le régime seul, en prenant, à l'époque de son retour, plus d'exercice, en restant moins au lit, en mangeant peu, en faisant usage de la diète végétale, et d'une boisson acidulée, comme de la limonade, du sirop de vinaigre, etc., et en évitant tous les aliments et les boissons capables d'échauffer et d'augmenter le ton des vaisseaux.

ARTICLE X.

DES RHUMES.

Le *rhume* est une maladie occasionnée par une suppression de transpiration. Quand celle-ci est diminuée ou arrêtée, la matière de cette évacuation, que la nature repoussait au dehors, se porte à l'intérieur, et, se fixant sur la membrane qui revêt le nez, la gorge ou les poumons, elle donne lieu au *coriza* ou rhume de cerveau, aux maux de gorge et aux rhumes de poitrine. Comme ces membranes forment un tout continu, il n'est pas rare de voir l'inflammation se porter d'un endroit à l'autre, et donner successivement lieu à chacune de ces maladies ou à plusieurs ensemble.

Selon que l'inflammation est plus ou moins forte, un rhume est plus ou moins grave. En général, on regarde cette maladie comme rien, et l'on a tort. Il est vrai qu'un rhume est peu de chose lorsqu'on fait à temps ce qu'il convient; mais s'il est négligé ou mal traité, il peut devenir une affection dangereuse, en dégénérant en une autre maladie. Il est vrai encore que l'on ne meurt pas ordinairement d'un rhume ; mais l'on meurt d'une fluxion de poitrine ou de la phthisie pulmonaire, auxquelles il donne souvent lieu, s'il est mal gouverné. Un rhume n'est donc pas une chose que l'on doive traiter si légèrement, et, si l'on ne fait rien pour le guérir, au moins la prudence interdit ce qui peut l'aggraver.

Le retour fréquent des rhumes annonce toujours un état de sensibilité et de faiblesse de l'organe pulmonaire, dans un corps affecté des

moindres changements de l'atmosphère. Les
personnes sujettes aux rhumes doivent avoir
soin d'éviter les causes qui les produisent ou qui
les augmentent.

Aussitôt qu'on s'aperçoit qu'on s'est em-
rhumé, il faut, pour empêcher le mal de se développer, rétablir tout de suite la transpiration
prenant pour cela plusieurs tasses de thé ou
d'infusion de fleurs de sureau, et se tenant
plus chaudement qu'à l'ordinaire. Il est avantageux de prendre ces boissons le soir en se
couchant, parce que la chaleur du lit aide
beaucoup leur action.

Quand un rhume est déclaré et que l'inflammation a lieu, il est imprudent d'employer des
moyens échauffants pour le guérir. Il faut le
traiter par les rafraîchissants, et par tout ce qui
est propre à combattre l'inflammation.

Un rhume un peu considérable est presque
toujours précédé de frissons, et accompagné
de fièvre, de mal tête et d'un malaise général.
On éprouve en même temps de la sécheresse
de l'irritation dans la gorge, dans la poitrine
et l'on tousse beaucoup sans rien expectorer.

Ces symptômes constituent le premier état de la maladie. Après un certain temps, ils diminuent d'intensité, la poitrine s'humecte, les crachats viennent plus facilement, et ils finissent par prendre cette consistance et cette couleur connues de tout le monde, lesquelles annoncent la maturité des rhumes. Lorsque cette maladie se présente avec des symptômes moins forts, elle est sans fièvre, sans irritation, et ne consiste souvent que dans une toux légère.

Si un rhume débute par la fièvre et des symptômes violents d'irritation, il faut avoir recours à la saignée ; mais on ne doit jamais la faire pratiquer sans avoir consulté auparavant un homme de l'art. C'est un préjugé de croire que l'on ne doit jamais saigner dans un rhume ; c'est à tort, car ce moyen est souvent employé avec le plus de succès. On fera un ample usage d'une boisson délayante et adoucissante, comme une tisane d'orge ou de chiendent, édulcorée avec du miel ou avec du sirop pectoral, tels que le sirop de guimauve, de capillaire, etc. Une légère infusion des quatre fleurs ou de fleurs de sureau, édulcorée de la même manière, convient également ; mais l'on doit préférer les autres tisanes, s'il y a de la fièvre. On peut aussi faire usage des pâtes de jujubes, de guimauve ; du sucre d'orge, du suc de réglisse, etc. Tous ces moyens sont propres à adoucir et à diminuer l'irritation de la toux. Les bains de pieds conviennent parfaitement, et on ne doit pas les négliger. Il est plus avantageux de les prendre le soir avant de se coucher, que dans la journée, parce que la chaleur du lit favorise la transpiration aux pieds, provoquée par le bain. Il n'y a aucun inconvénient d'en prendre matin et soir. Les lavements sont des moyens rafraîchissants dont on doit aussi faire usage. Ils deviennent surtout nécessaires, si le malade est constipé, et s'il n'urine que difficilement ou pas du tout.

Tous les moyens proposés ci-devant seraient peu utiles, si l'on ne s'observait en même temps sur le régime qui influe plus que toute autre chose sur la guérison. Il faut se tenir un peu plus chaudement, mais ne pas pousser cette précaution à l'excès. On évitera les intempéries de l'air ; si l'on était forcé de s'y exposer,

il faudrait prendre tous les ménagements nécessaires. On doit faire diète, s'abstenir d'a-
liments gras, et ceux dont on fera usage seront tirés du règne végétal. Les spiritueux
et généralement tous les échauffants sont
proscrits.

Ce qui vient d'être dit suppose un rhume
accompagné de beaucoup d'irritation ; car
souvent le mal est si léger, qu'il ne vaut pas la
peine de s'en occuper sérieusement. Il suffit,
dans ce cas, de s'abstenir pendant quelques
jours des corps gras, de tout ce qui est âcre, de
faire diète et de boire quelques tasses de thé
le soir en se couchant. Quand les symptômes
de l'irritation sont passés, et qu'il n'y a plus de
fièvre, on peut se relâcher sur la rigueur du
régime, en se permettant des aliments un peu
plus nourrissants. L'effet des rhumes, et de
toutes les maladies en général, est de laisser le
corps dans un état de faiblesse. Les toniques
conviennent donc sur la fin des longues maladies qui n'offrent plus de symptômes d'irritation. Les mucilagineux, les gommeux ne doivent plus être employés sur la fin des rhumes :

leur usage ne fait que débiliter l'estomac et entretient la faiblesse générale. Il faut leur substituer d'autres remèdes capables de rétablir les forces dans leur état primitif. Une infusion de camomille ou de petite centaurée, prise le matin avant déjeuner, ou bien une prise de thériaque que l'on avale le soir en se couchant, remplissent ce but.

La fréquence des rhumes et leur durée dépendent souvent de l'excès de précautions que l'on prend pour les éviter, en se tenant dans des chambres trop chaudes, et en ne se familiarisant pas assez avec les impressions de l'atmosphère.

Le froid et l'humidité sont certainement la cause des rhumes ; mais une grande chaleur les produit également, en échauffant le sang et en augmentant la disposition inflammatoire : voilà pourquoi l'on voit des personnes s'enrhumer au coin de leur feu, par des causes légères, qui auraient été sans effet, si elles se fussent tenues moins chaudement et exposées plus souvent au grand air. Il est donc essentiel de ne pas oublier que les règles de l'hygiène ne consistent pas tant à ne pas s'exposer aux vicissitudes de l'atmosphère, qu'à empêcher que ce qu'elles ont de nuisible ne nous affecte trop vivement; et que c'est en prenant souvent de l'exercice au grand air, à l'air froid, en évitant les vêtements et les appartements trop chauds, que les personnes sujettes aux rhumes parviennent à s'en préserver.

Les rhumes de cerveau sont de même nature et reconnaissent les mêmes causes que ceux de poitrine ; ils n'en diffèrent que par leur siége, ainsi que par leurs symptômes et par leurs suites, accompagnées de moins de danger. Leur traitement consiste dans tout ce qui est propre à rétablir la transpiration ; c'est celui qui convient aux rhumes de poitrine, excepté les boissons et les choses adoucissantes, inutiles dans ce cas. La vapeur de l'eau chaude reçue dans le nez, plusieurs fois par jour, est un moyen prompt de soulager. L'eau simple peut servir à ces fumigations, mais il est encore meilleur d'y ajouter un peu de fleur de sureau ou quelques plantes aromatiques, comme de la mélisse, de la lavande, de la sauge, etc.

La durée des rhumes, en général, n'est pas déterminée : il en est qui se guérissent au bout de six à sept jours, d'autres au bout de quinze, d'un mois et même de plusieurs ; cela dépend des dispositions de l'individu, de l'état de l'atmosphère et du régime qu'on observe. Les rhumes qui ont duré un certain temps, sont plus longs à faire passer. L'irritation fixée sur les poumons, y détermine une fluxion d'humeurs, qui devient, pour la nature, une habitude que l'on déracine difficilement. Par là, on voit la nécessité qu'il y a de faire, le plus tôt possible, les remèdes nécessaires, et de ne pas prolonger ces maladies par un défaut de conduite dans le régime.

DU RHUMATISME.

Le rhumatisme est une affection de nature inflammatoire pouvant occuper les tissus fibreux et musculaires.

La cause la plus puissante du rhumatisme est l'impression du froid, surtout lorsque le corps étant au milieu d'une atmosphère très-chaude, un courant d'air froid vient à le frapper. L'habitation dans une maison nouvellement construite ou humide , une alimentation trop succulente, la disparition d'une maladie de la peau, la suppression trop brusque d'un exutoire, un exercice immodéré, en sont encore des causes fréquentes.

Le rhumatisme peut être accompagné de fièvre, ou exister sans fièvre, suivant le plus ou moins d'intensité de l'inflammation. Il peut aussi attaquer presque toutes les articulations à la fois, ou quelques-unes seulement. Les grandes articulations, comme celles du genou, de la cuisse, du bras, etc., en sont le plus souvent affectées. Lorsque cette maladie est accompagnée de fièvre, elle est précédée, quelques jours auparavant, de douleurs qui se font sentir dans les membres. La fièvre débute ensuite par des frissons auxquels succède la chaleur ; alors le malade a mal à la tête : son pouls est dur, ses urines sont rouges et claires, les articulations sont douloureuses, rouges, enflées : le malade ne peut souffrir le moindre contact.

il perd entièrement l'usage des parties affectées, et il jette de hauts cris au moindre mouvement qu'on lui donne.

Le rhumatisme *chronique* est celui qui existe
depuis longtemps; il se fait sentir par intervalle, n'est pas accompagné de fièvre, et, le
plus souvent, n'offre aucun signe extérieur
d'inflammation, comme l'enflure et la rougeur;
ou, s'il en présente, ils sont moins considérables. Il est rare aussi que le rhumatisme
chronique empêche entièrement les mouvements d'une articulation, et qu'il en attaque
plusieurs.

Un caractère commun aux rhumatismes, en
général, c'est la facilité avec laquelle ils se dé-
placent d'un endroit pour se transporter dans
un autre. Il n'est pas rare de le voir attaquer
successivement plusieurs articulations et revenir dans le lieu primitivement affecté. Un
rhumatisme, en se déplaçant, peut se fixer sur
le cerveau, les poumons, le cœur, le canal in-
testinal, etc.; et, selon que l'un ou l'autre de
ces organes est affecté, il en résulte des accidents plus ou moins graves; les personnes at-

taquées de rhumatismes doivent toujours y faire attention, et en avertir le médecin.

Comme le rhumatisme aigu est du nombre des maladies qui exigent les soins du méde-cin, nous ne parlerons pas du traitement qui lui convient.

Il n'en est pas de même pour le rhumatisme chronique ; chacun peut faire l'application des remèdes qui conviennent. Celui-ci paraît consister dans un état de faiblesse et de constriction de la fibre musculaire, ce qui empêche la transpiration dans la partie malade, et en gêne les mouvements. L'on doit alors se proposer de combattre cette disposition par des moyens légèrements stimulants et capables de rétablir la transpiration. Un vésicatoire, appliqué sur la partie malade, et gardé pendant quelque temps, est le meilleur remède que l'on puisse employer. Ensuite viennent les frictions faites avec des étoffes de laine ou une brosse pour la peau ; les embrocations avec des huiles chaudes, essentielles, le liminent volatil, le baume opodeldoch, ou enfin avec d'autres liqueurs stimulantes. Les bains de baréges, les bains de vapeur avec douches sur les parties malades conviennent dans cette circonstance. Il faut, s'il est possible, se coucher en sortant du bain, et se couvrir un peu pour transpirer. L'on prend aussi avec avantage, matin et soir, quelques tasses d'infusion de fleur de sureau, dans lesquelles on ajoute, à chaque fois, quatre à cinq gouttes d'alcali volatil. En même temps que l'on fait usage de tous ces moyens, l'on doit tenir chaudement la partie malade, en la recouvrant d'une flanelle ou d'un taffetas ciré. Ce dernier, étant imperméable à la sueur, empêche que la matière de la transpiration ne s'exhale, et il tient, par ce moyen, la partie qu'il couvre, comme dans un bain de vapeur.

L'effet de tous les rhumatismes en général est d'affaiblir les parties qui en ont été le siége, de les rendre plus sensibles aux impressions de l'air froid, en sorte qu'ils reviennent facilement. Les personnes qui en ont été affectées une fois doivent donc avoir la précaution de couvrir davantage les parties qui en ont été atteintes, et d'éviter avec plus de soin les vicissitudes de l'atmosphère.

IV.

RECETTES DIVERSES.

Précautions à prendre dans certaines maladies.

SEPT RECETTES POUR LES MAUX DE DENTS.

Voici quelques recettes pour les maux de
dents. Comme celles qui réussissent pour les
uns échouent pour les autres, on pourra essayer, dans les cas de vives souffrances, les
trois premières, qui sont du docteur *Toirac ;*
les deux suivantes sont tirées du *Médecin à la
maison :* la sixième est extraite de la *Santé uni-
verselle.* On ignore l'auteur de la septième.

1° Prenez : Acétate de plomb, . 1 gr.:
Sulfate de zinc, ... 1 gr.;
Teinture d'opium, ... 2 gr. ;
triturez constamment pour en former une pâte
dont on met une quantité égale à deux fois la
grosseur de la tête d'une épingle, sur un morceau de coton qu'on introduit dans la dent,

et qu'on renouvelle une fois ou deux dans les 24 heures.

2° Prenez : Teinture concentrée de pyrèthre, ... 4 gr.;

Teinture d'opium, ... 1 gr.; versez le tout dans un flacon pour mélanger, et imbibez un peu de coton pour s'en servir comme du précédent mélange.

3° Prenez : Alcool saturé de camphre, ... 8 gr.;

Baume du commandeur, . 0, 50 c.;

Teinture d'opium, . . . 30 gouttes.;

Huile essentielle de menthe, 10 gouttes.; mêlez, pour le même mode d'emploi.

4° Prenez : Opium pur, . . . 50 c.;

Camphre, ... 50 c.;

Esprit-de-vin rectifié, Quantité suffisante;

Huile d'œillet, ... 4 gr.;

Huile de cajeput, ... 4 gr.; mêlez. On place dans la cavité de la dent cariée une boulette de charpie ou de ouate humectée par ce mélange.

5 Prenez : Esprit-de-vin rectifié, ... 6 gr.:

Créosote, ... 6 gr.;
Teinture de cochenille, . . 2 gr.;
Huile de menthe ou d'œillet. . 3 gouttes;
mêlez. Même mode d'emploi que pour le précédent.

6° Prenez une cuillerée à café de poudre de
chasse, un morceau de mousseline fine, mais
résistante : renfermez la poudre dans la batiste,
formez-en un nouet que vous fermez avec un
morceau de fil bien ciré. Au moment de la
crise on le met dans la bouche et on le mâche
lentement, en crachant et rejetant à l'extérieur
la salive qui vient en surabondance. Au bout
de quelques minutes de mastication on sent la
douleur s'affaiblir.

7° Faites bouillir pendant un quart d'heure,
dans un demi-verre de vinaigre fort, quelques
feuilles de lierre grimpant, et versez la liqueur
sur la dent malade le plus chaud que vous pourrez l'endurer, gardez-la un moment dans la
bouche. Au bout de quelques minutes les douleurs disparaissent, et souvent, après quelques
applications répétées de ce remède, le mal de
dent ne revient plus.

DU FEU.

Que n'a-t-on pas déjà écrit sur les douceurs tranquillement goûtées au coin du feu ! le vent mugit, la tempête bat, les fenêtres, les gouttières font un tapage épouvantable ; mais on se sent d'autant plus heureux, qu'il y a tout près de soi la tristesse : c'est l'ombre à côté des clairs ; plus le dehors est déplorable , plus l'intérieur paraît doux.

Assis au coin du feu pendant un de ces temps horribles, dit l'auteur qui raconte le fait suivant, je pensai aux pauvres qui n'ont pas de feu, aux malheureux qui ne se chauffent jamais, et fis des vœux ardents pour voir diminuer toutes ces misères. Tout à coup ma porte s'ouvrit avec fracas, un domestique effaré venait me chercher en toute hâte. — Quel bonheur de vous trouver ! s'écria-t-il ; venez, monsieur le docteur, c'est on ne peut pas plus pressé ;—De quoi s'agit-il ? répliquai-je avec une certaine tranquillité qui signifiait évidemment : Je voudrais bien rester chez moi. Le domestique le comprit, et levant la voix : —Il s'agit, monsieur le docteur, que Mme de *** est au plus mal ! qu'il lui est arrivé un affreux accident, et que si nous ne pressons pas, nous ne la trouverons peut-être plus en vie !

Je me levai avec la promptitude d'uu manne-quin poussé par un ressort. On était venu me chercher avec une voiturc. Quelques minutes après, j'étais près d'une moribonde qui avait à peine encore la force de parler. Je questionnai l'entourage, et voici la sinistre histoire qui'me fut racontée :

Madame de *** au sortir de table, éprouvant le frisson qui est le signe caractéristique du travail de la digestion, s'était hâtée de se rendre dans sa chambre, où la domestique lui avait préparé un bon feu. Là, debout devant la che-minée, tendant un de ses pieds vers la flamme, Mme de *** s'était mise à contempler une pendule de famille, sur laquelle étaient incrus-tés plusieurs médaillons contenant les cheveux de ses enfants ; mais bientôt une chaleur étrange la rappelle à la vie présente : elle se recule, baisse les yeux et pousse un cri : sa robe s'était enflammée. La pauvre dame, au lieu de s'accroupir et d'éteindre les flammes, court par sa chambre, éperdue, elle se brûle, elle appelle, elle sonne ; la femme de chambre arrive, et en ouvrant la porte, elle active le courant d'air, et par conséquent l'incendie ; la malheureuse fille perd la tête à son tour, elle ouvre une fenêtre pour appeler du secours, et puis, voyant sa maîtresse tout en flammes, elle se sauve, pleure et crie comme une folle, et va s'accroupir niaisement dans un grenier.

Martyre de tant d'imprudence, c'est en vain que madame de *** se roule sur le tapis de sa chambre, rampe dans le corridor ouvert, et se débat au milieu des plus atroces tortures...... Quand les secours arrivèrent, l'infortunée n'était plus qu'une plaie ; et quand j'arrivai moi-même, c'était pour constater un désastre, un malheur irréparable, la vie tenait à peine à un fil. J'envoyai bien vite chercher un prêtre, et trois heures après, la malade rendait le dernier soupir. Vous comprenez, mes chers amis, que si je vous raconte cette histoire, ce n'est pas pour éveiller *dans vos cœurs* une sensiblerie inutile, mais afin d'arriver à propos de vous indiquer la conduite à tenir, si jamais vous aviez un rôle à jouer dans un drame semblable à celui que je viens d'esquisser.

Certes il n'y a chez vous ni falbalas, ni cheminées trop flambantes, ni domestiques ahuris ; mais vos frères ont des blouses, vos sœurs des robes, des bonnets ! Quand le feu prend à ces objets, *pour l'éteindre, il faut l'étouffer* ; n'ouvrez ni portes ni fenêtres ; prenez une couverture, un drap, un grand rideau ; enveloppez, enfermez là dedans la pauvre personne qui se brûle ; la flamme s'éteint dès qu'elle n'a plus d'air pour l'exciter.

DES PIQURES DES INSECTES.

Certains insectes attaquent l'homme, les uns parce qu'un sentiment de colère dicté par la vengeance, ou le soin de leur propre défense les y porte ; les autres parce qu'ils aiment à se nourrir de son sang.

Parmi les premiers on compte les abeilles, les guêpes, les frelons, les scorpions, la tarentule, les fourmis.

Dans la seconde classe se trouvent les moucherons, les punaises, les poux et les puces.

1° *Piqûres des abeilles, des frelons, des bourdons.*

Il résulte ordinairement des piqûres d'abeilles, une vive douleur, une enflure érésipélateuse, fort dure dans son milieu, qui blanchit et persiste autant que l'aiguillon reste dans la plaie. Son venin est subtil, et son effet est presque momentané. Cependant lorsque les plaies sont répétées sur des parties sensibles, comme la face, les accidents sont plus graves, et quelquefois la fièvre s'allume.

L'aiguillon des abeilles, des guêpes, des frelons, des bourdons, est accompagné de crochets recourbés et tranchants. Aussi, les abeilles laissent-elles souvent leur dard dans la plaie. les guêpes, qui l'ont plus fort, le retirent plus facilement.

On serait promptement guéri de la piqûre de l'abeille, si l'on retirait l'aiguillon aussitôt qu'il a été implanté. Cette extraction doit être faite avec la précaution d'éviter la pression sur la plaie pour ne pas exprimer tout le venin de la vésicule, et le faire pénétrer plus profondément avec l'aiguillon. Il vaut donc mieux couper avec des ciseaux tout ce qui est au dehors de la plaie, l'inciser s'il le faut, et retirer, avec une aiguille fine, l'aiguillon. Cela fait, on bassine la plaie avec de l'eau froide, ou de l'eau salée. L'eau végéto-minérale suffit presque toujours, et, sans y mettre rien, la douleur, l'enflure se dissipent d'elles-mêmes ; on y a encore appliqué, avec avantage, l'urine et la salive des personnes saines, la chaux vive dont on fait frotter la blessure, le suc lacteux des pavots, ou bien un peu de laudanum liquide. On s'est aperçu que les abeilles fuyaient certaines mauvaises odeurs, surtout celle de la camomille ; en tenant cette plante, on peut se garantir de leur piqûre.

Les piqûres des bourdons, des frelons, diffèrent très-peu de celles des abeilles. On y remédie par les moyens indiqués contre celle des abeilles.

2° *Piqûres du scorpion.*

Le midi de la France offre un grand insecte dont on distingue deux variétés, et dont la piqûre ne doit point inspirer l'effroi que son extérieur désagréable est seul capable d'inspirer. Il est rare d'observer, en France, des suites bien fâcheuses de la piqûre de cet insecte ; il est même douteux si jamais elle a pu être mortelle ; ceux d'Espagne, qui sont sous un ciel brûlant, ne piquent pas à mort.

On a fait dissiper, en France, des rougeurs, des gonflements et des douleurs causés par la morsure du scorpion, au moyen des cataplasmes émollients et d'onctions faites avec l'huile même du scorpion ; quelquefois avec la thériaque.

3° *Piqûres des fourmis.*

La fourmi, quand elle est grosse, non-seulement pince très-fort avec sa bouche armée de mâchoires, mais encore elle pique par un aiguillon qu'elle porte à l'anus, et dont les mâles seuls sont privés. La fourmi, dans les climats brûlants de l'Egypte, de l'Afrique, de l'Amérique méridionale , est un vrai fléau. Cet animal est très-vorace ; des personnes sont mortes pour avoir été assaillies par des troupes de grosses fourmis, pendant qu'elles dormaient.

Les fourmis donnent l'acide formique, et une vapeur de même nature qui est suffocante. Cet acide agit sur la peau, l'excorie ; on se sert alors fort avantageusement de l'ammoniaque. L'huile d'olive est encore fort utile.

4° *Piqûres d'araignées.*

Nos araignées n'ont rien de dangereux , ni par leur piqûre, ni même en les mangeant. On sait que beaucoup d'oiseaux en sont très-friands.

Les auteurs ne sont pas d'accord sur l'impunité dont serait suivie leur piqûre. Certain. croient que les araignées peuvent causer des accidents fâcheux. On a observé qu'en France, toutes les piqûres d'araignées ne sont presque pas sensibles, même des plus grosses.

La piqûre même de la tarentule n'est pas mortelle quoique fâcheuse. On ne croit plus maintenant à tous les contes que l'on débite sur la morsure de cet insecte.

5° *Piqûres de cousins.*

Chacun sait, par une dure expérience, ce que nous valent les familiarités des cousins : de petits érésipèles, de grandes démangeaisons sont les effets d'un venin particulier que l'insecte insinue avec son aiguillon. Il aime les peaux fines ; et les étrangers, à la campagne, semblent obtenir de lui la préférence sur les hôtes du lieu. Dans le Bas-Languedoc, on ne peut dormir sans être couvert d'un filet qu'on nomme *cousinière*, sans quoi le lendemain, à son réveil, on ne serait pas reconnaissable.

Comme l'inflammation locale et la douleur augmentent toujours en raison de ce qu'on se gratte plus fort, il vaut mieux sur-le-champ chercher à tempérer le feu qu'a causé l'insecte, en appliquant de la salive, de l'eau fraîche ou salée, ou de l'eau avec du vinaigre, sur la partie lésée. Le mal cesse de lui-même.

On s'est aperçu que la fumée du tabac éloignait les cousins ; on prétend que la camomille produit le même effet. Un moyen d'empêcher qu'ils n'entrent dans les appartements, c'est de ne pas y introduire de lumière le soir, d'y brûler quelques chiffons de papier, de la corde, de fermer exactement les fenêtres.

6° *Piqûres de puces, de punaises et de poux.*

Quoique non réputés venimeux, ces insectes sont cent fois plus redoutés que ceux dont nous fuyons le venin.

Lorsqu'on a été piqué par une puce, il survient à la peau un disque rouge, avec un point noir au milieu, parce que l'aiguillon de cet insecte est accompagné d'un suçoir qui, en propageant le sang, laisse cette petite ecchymose à la peau. Il ne faut pas se gratter trop fort, et ces piqûres n'auront aucune suite désagréable. Il faut, pour s'en garantir, de la propreté, laver les appartements, et surtout ceux qui n'ont pas été habités depuis longtemps.

La punaise des lits, si désespérante pou. l'homme, laisse des traces brûlantes en rampant sur la peau, et infecte par son odeur. La propreté est le premier moyen qu'on doit employer pour se préserver de ces vilains insectes. Les écraser ne suffit pas : il faut tâcher de les détruire. On a donné une foule de moyens plus ou moins bons, tels que la décoction de feuilles de noyer ou de brout de noix, la chaux en enduit, le tabac, la menthe, le géranium. Le meilleur de tous, pour en débarrasser les lits et les crevasses des murs, est d'y placer du savon noir ; on est bien sûr de n'en plus voir reparaître dans ces endroits.

Quand on porte des poux sans être malade, on est paresseux, malpropre.

LA TEIGNE.

M. Faibre d'Esnans a traité avec succès un grand nombre d'enfants atteints de cette maladie, ils ont été rapidement guéris par les moyens suivants, publiés dans le *Journal de médecine et de chirurgie pratique* :

1° Couper les cheveux restants, le plus près possible, et enduire les pustules deux fois par jour avec du *beurre brûlé*, c'est-à-dire roussi dans un poêlon de fer ;

2° Nettoyer la tête avec une décoction de son, soir et matin, et employer ces deux moyens jusqu'à ce que le cuir chevelu soit à nu et débarrassé des croûtes qui le recouvrent ;

3° A cette époque, faire des onctions avec un mélange de huit parties d'axonge et d'une de sulfure noir de mercure, deux fois par jour, et recouvrir la tête d'une demi-vessie de porc ou d'un bonnet de toile cirée ; nettoyer tous les deux jours avec la décoction de son, ou une légère dissolution de savon.

ASSAINISSEMENT.

Pour faire passer la mauvaise odeur d'une chambre nouvellement bâtie ou peinte, il faut avoir, dans un vase, un brasier bien allumé ; on le met, de crainte de feu, sur une large pierre, au milieu de la chambre, et on y jette deux ou trois poignées de grains de genièvre. On se retire en fermant bien la porte, les fenêtres, et en bouchant les cheminées. On reste 24 heures sans entrer dans la chambre, et, quand on y revient après, l'odeur malsaine a disparu.

La fumée de genièvre a l'avantage de ne pas gâter les meubles ou les tapisseries.

PURGATIF EXCELLENT AU GOUT.

Prenez: scammonée d'Alep purifiée, 40 à 50 centig. ; gomme arabique, 25 ; miel vierge, 30 grammes ; lait d'amandes douces, 150 ; eau de fleurs d'oranger, 10 gouttes.

On mélange la gomme avec la scammonée dans un mortier ; on ajoute le miel prescrit, en remuant continuellement ; enfin l'on ajoute, par petites portions, le lait d'amandes douces avec l'eau de fleurs d'oranger.

Ce purgatif est, sous tous les rapports, le plus convenable que l'on puisse imaginer ; il l'emporte sur tous les autres par le goût, par sa facile administration, ainsi que par sa sûre et prompte action. Comme tel on ne saurait trop le recommander.　　　　LAZOWSKI.

(*Revue thérapeutique du Midi.*)

V.

HISTOIRES ET DIALOGUES

Sur l'origine de quelques maladies.

LA GOURMANDISE.

Je me disposais à sortir, quand une voiture, s'arrêtant à ma porte, me fit attendre quelques instants. Je soupçonnais une visite. Je ne m'étais pas trompé ; c'était une dame qui arrivait tout effarée. — Docteur ! docteur ! combien je suis heureuse de vous trouver encore !... — Un accident, m'écriai-je ? — Non, Dieu merci ! une épreuve épouvantable de gourmandise, une faute qui me fait encore trembler... Misérable enfant ! Depuis deux ans qu'il a fait une fièvre cérébrale je le croyais bien corrigé ; mais je l'ai surpris... tenez, j'en ai encore des soubresauts dans le cœur, tout cela finira mal : je suis contrainte de le redouter.—Du calme ! voyons, du calme ! et racontez-moi ce dont il s'agit. La pauvre mère essuya ses yeux, prit son courage à deux mains et commença. — Je croyais Alfred bien et dûment guéri de son vilain défaut, la dernière fois que nous avons eu l'honneur de vous voir. Alfred n'a fait que changer de genre relativement à la gourmandise ; des bonbons il était tombé dans les gâteaux ; des gâteaux il est passé aux restes de table. J'ai su par la domestique qu'il rôdait sans cesse au buffet, et qu'il y remplissait ses poches ; j'ai su qu'il était sans cesse à la cuisine pour y trouver de quoi manger.

Hier, Monsieur, hier après avoir dîné à table, autant et plus que nous, avant d'aller se coucher, il a été chercher dans l'office un restant de volaille qu'il a bien certainement grignoté dans son lit.

Ce matin, la cuisinière m'avertit que les rats envahissaient son garde-manger, elle avait demandé au pharmacien de quoi les tuer et les détruire. Je lui recommandai de la prudence. Je lui conseillai de mettre cette poudre, déjà jointe à de la farine, dans des boulettes ou dans une omelette.

Cette après-midi, j'envoie la cuisinière faire une course un peu lointaine. Quelque temps après j'entends des pas dans le corridor ; je pense à Alfred, à la mort aux rats, et je me précipite vers la cuisine. Je ne marchais pas, je volais : c'est le bon Dieu qui me poussait, bien sûr. Au moment où j'ouvris la porte, j'aperçois Alfred qui tenait quelque chose dans la main. — Que fais-tu là, Alfred ? — Je surveille le pot-au-feu, maman ; ma bonne me l'a confié. — Je crois que tu ne dis pas la vérité, mon ami. L'enfant était tout près du pot-au-feu ; il en souleva le couvercle, et il y jeta la poudre blanche qu'il tenait dans sa main. — Que mets-tu là dedans, voyons? — C'est du sel. — Du sel? — Elle m'a dit d'en mettre, en s'en allant. — Tu mens, Alfred, tu mens! Montre-moi ta main. — Puisque tu dis que j'ai menti, je ne te la montrerai pas, là. — Alors j'ouvris une armoire; j'aperçus un petit sac bleu, grand ouvert, qui portait l'étiquette du pharmacien. Je compris qu'Alfred, par gourmandise, avait mis la main dans ce sac, et l'idée qu'une minute plus tard, si je n'étais pas survenue, il se serait empoisonné, fit sur moi l'effet d'un coup de foudre. J'eus la force, cependant, de me précipiter vers l'enfant, de le prendre par le bras, de

6.

lui laver sa main, de l'entraîner hors de la cuisine que je fermai à double tour, et de l'enfer-
mer dans sa chambre.

Alors j'ai pris une voiture, et je suis accou-
rue ; pourquoi ? Je n'en sais rien Parce que la
Providence m'a dit : Va ; parce que vous êtes
notre ami ; parce que vous nous avez sauvé deux
fois cet enfant-là, et que, mieux que personne,
vous me semblez capable de nous aider à le
corriger.

Après ce récit, donné d'une voix haletante
et contractée, la pauvre mère éclata en sanglots.

J'avais tout écouté avec la plus minutieuse
attention, et pendant cette histoire, l'idée m'é-
tait subitement venue d'en tirer parti pour
arriver à frapper un grand coup sur l'intelligence du petit gourmand. — Tenez, Madame,
dis-je à la mère, je crois que tout cela peut
nous servir, donnez-moi carte blanche , et
fiez-vous-en à mon dévouement.— Tout ce que
vous jugerez convenable, docteur, je vous en
prie. — Eh bien ! alors, retournez bien vite chez
vous, avertissez la cuisinière, avertissez votre
mari, désemprisonnez votre fils en lui disant de

ne plus mettre les pieds à la cuisine.—Et puis?
— Et vous m'attendrez et vous direz bien au
papa qu'il ne se mêle en rien de ce que je veux
faire.—Qu'allez-vous donc faire?— C'est mon
secret. — Je vais jeter, mettre au fumier ce
pot-au-feu empoisonné. —Gardez-vous-en bien.
Je veux que la soupe soit trempée comme à l'ordinaire ; personne n'y touchera, bien entendu.
Je veux que l'on mette tranquillement le bœuf
et le potage sur la table, au moment même où
j'arriverai vous rendre visite.—Mais, docteur…
— Je le veux, entendez-moi bien ; le reste me
regarde.— Je n'y comprends rien. Au surplus,
je m'en rapporte à vous.

Madame D*** partit, et je me rendis chez le
commissaire de mon quartier. — M. le commissaire !— M. le docteur ! et puis des saluts à
n'en plus finir. M. ***, tout commissaire qu'il
est, est bien l'un des hommes les plus servia-
bles que je connaisse. De l'âge, de la tournure,
un tact parfait ; lorsque je le rencontre , je lui
prends le bras sans façon, et nous causons quelques minutes.

J'entrai chez lui, comme chez un ami, et je
lui tendis la main qu'il me serra avec affection.

—Mon cher M. ***, m'écriai-je, je viens vous demander un service. —Deux, s'il le faut, mon ami ; je n'ai précisément aucune entrave en ce moment. — Il s'agit de faire une impression durable sur un enfant, qui deviendra le désespoir de sa famille, si nous ne parvenons à le corriger. — Quel âge a l'individu ? — Sept à huit ans. — C'est jeune. — C'est dans l'âge tendre, mon cher, que l'on redresse les arbrisseaux tortus. — D'accord, asseyez-vous donc, et contez-moi l'affaire.

Je lui détaillai la conduite d'Alfred, le désespoir de ses parents, sa dernière sottise, etc.

— Faut-il amener un sergent de ville ? — me demanda le commissaire. — J'aimerais mieux un gendarme ; cela ferait plus d'impression. — Passons à la caserne ; avec une petite rémunération, nous aurons dix, vingt, trente militaires de bonne volonté. — Je n'en veux qu'un, parbleu ! — Je le crois bien.

Nous prenons notre homme et nous nous présentons chez M. D*** avec la dignité que nécessitaient les circonstances. Le père, la mère et le petit Alfred étaient rassemblés dans la salle à manger, où la table, parée d'une

belle nappe blanche , contenait trois couverts.
—Mon cher M. D***, dis-je en commençant par les salutations de rigueur , M. le commissaire et moi sommes à la recherche de quelque malfaiteur; nous venons vous faire une visite, pour tâcher d'avoir des renseignements. — Soyez les bien venus, répondit en balbutiant le père. En ce moment, la cuisinière, manches retroussées, tablier idem, apporta le potage, et le déposa sur la table. Alfred, blotti dans un coin, nous regardait en tapinois, mais bien évidemment ne se doutait de rien.

Diable! fis-je, en flairant la soupe toute fumante, voilà un mets de la plus belle apparence, mais qui néanmoins exhale une étrange odeur. — Une odeur bien étrange, répéta le commissaire. — Voulez-vous , Messieurs , en prendre votre part, demanda la maîtresse du logis. — Permettez, permettez! m'écriai-je , cela ne me paraît pas ordinaire , et d'après les bruits qui courent... Je tirai de ma poche un petit flacon de réactifs, et je versai une cuillerée de soupe dans le premier verre qui me tomba sous la main. Monsieur et madame D*** me regardaient faire sans mot dire. Le commissaire allongeait curieusement son nez flanqué d'une paire de lunettes. Alfred commençait à s'inquiéter et me dévorait des yeux. — Ciel ! m'écriai-je. — Eh bien ! fit le commissaire. — Mais nous sommes sur la trace d'un crime : cette soupe est empoisonnée. — Messieurs, reprit le commissaire d'un ton vraiment magistral, je suis fâché, mais le devoir est là, la nécessité commande : il faut que la justice ait son cours. Au nom de la loi je somme toutes les personnes présentes ici de ne pas quitter cette chambre ; je m'en vais prendre les dispositions que je crois indispensables.

Bientôt le commissaire rentra, suivi d'un gendarme, et puis, affermissant ses lunettes, essuyant son nez, et toussant avec dignité, il prit la parole d'un ton sévère : — Monsieur et Madame, le docteur vient de constater qu'on vous avait servi une soupe empoisonnée, il y a donc chez vous un coupable, et je suis obligé, séance tenante, de rechercher l'empoisonneur. Faites venir ici tous les gens de votre maison.

A cette demande Alfred, déjà fortement ému par l'arrivée du gendarme en uniforme, ne put cacher plus longtemps ses alarmes, ni comprimer ses sanglots. — C'est moi!.... M. le commissaire, c'est moi qui..... — Vous, monsieur ? fit le commissaire.—Je ne le ferai plus, je croyais que.... je vous promets qu'en mettant..... — Horreur! m'écriai-je avec plus d'indignation que jamais. — Gendarme, dit le commissaire, faites votre devoir, emmenez-moi cet enfant-là. Alfred poussa un cri déchirant. Le père et la mère voulaient empêcher de le prendre.—Il le faut! il le faut criâmes-nous en chœur.—Au nom de la loi, répéta le magistrat, qui déroba un sourire en se mouchant bien vite. —Fiez-vous à nous, dis-je tout bas, en arrêtant les parents. Et Alfred, qui se débattait comme un petit démon, qui hurlait : papa! maman! je ne le ferai plus ! fut emporté et conduit au commissariat.

Je sortis sous une grêle de prières et de recommandations. Alfred fut enfermé chez le commissaire, dans une chambre toute nue. Pas une chaise, pas une table, pas même une cruche d'eau, d'ordinaire accordée à tous les prisonniers.

Les premiers moments de sa réclusion furent des moments de rage. L'enfant trépignait, criait, s'arrachait les cheveux. Peu à peu la tempête se calma, et je crus opportun de faire mon entrée ; Alfred s'élança à ma rencontre et me supplia d'avoir pitié de lui. — Je ne l'ai pas fait exprès, M. le médecin, je vous assure. — Mon enfant..... — J'ai cru que c'était du sucre ; j'ai dit à maman que c'était du sel, et c'est pour m'en débarrasser que j'ai jeté ce que j'avais pris, dans le pot-au-feu. — Vous avez mal agi, Alfred, vous avez été gourmand d'abord, puis vous avez menti à votre mère ; le bon Dieu vous en a puni. — Priez pour moi, Monsieur, priez le commissaire ! — Priez le bon Dieu, vous. — Monsieur, Monsieur, Monsieur !

Je lui fermai la porte au nez. Les pleurs et les cris recommencèrent ; heureusement, bientôt après, on n'entendit plus rien. J'entr'ouvris doucement la prison improvisée, et j'aperçus le pauvre enfant dans le milieu de la chambre, joignant dévotement ses mains. — Mon bon Jésus, disait-il, je vous promets d'être bien sage, et plus jamais gourmand. J'obéirai bien à papa et à maman ; faites que l'on m'accorde ma délivrance.

Le but était atteint. Le commissaire et moi,

lui armé d'un paquet de papiers, moi muni d'une chandelle, nous entrâmes gravement auprès du petit prisonnier.—Monsieur, dit le magistrat d'un ton sévère, votre famille est trop honorable pour que nous n'écoutions pas ses supplications. Je suis donc tout disposé à étouffer cette affaire et à vous rendre à vos parents.

— Oh merci ! merci, Monsieur !

— Seulement, je vous en avertis, je garde l'histoire de toute cette aventure ; elle restera entre mes mains, et si, par la suite, vous commettiez une nouvelle faute, je vous retrouverais.

Alfred fit toutes les promesses demandées; on le rendit à sa famille en pleurs, et depuis cette époque il n'a jamais fait acte de gourmandise.   *Un médecin.*

LA PEUR.

Un brave campagnard, désolé de voir son unique enfant, de neuf à dix ans, toujours malade, avait pressuré sa bourse de cuir, et en avait tiré de quoi venir consulter à Paris. — Monsieur, dit-il au médecin, c'est pour notre *fieu* Nicolas qui est malade depuis près déjà

de trois ans. —Qu'a-t-il donc, ce cher enfant?
Je lui pris la main, il me regardait avec un air
plein d'inquiétude. Ses yeux étaient glau-
ques, languissants; sa figure était maigre, ti-
rée, son teint blafard ; bref, il portait au front
la marque de l'imbécillité. — C'est donc pour
vous dire, reprit le père, que notre garçon est
tout chose. Il a des attaques de nerfs qui l'in-
commodent volontiers chaque semaine : tout
d'un coup, comme qui dirait à *ce moment ici*,
il reste là comme une momie, la bouche ouverte, les yeux grands ouverts. Aïe!!! il pousse
un cri et il tombe sans connaissance... Nous
voudrions bien, M. le docteur, que vous nous
le guérissiez de ce mal-là.

J'examinai le pauvre enfant, j'interrogeai son
père. L'enfant a été élevé par sa grand'mère. A
quatre ou cinq ans il n'était pas plus timide
que les autres enfants, seulement il était peureux, et il avait une grande frayeur de l'obscurité. Cela tenait aux récits de grand'mère.

—Bonne maman, un conte? demandait l'enfant; aussitôt on lui racontait une histoire de
revenants ou de sorciers. — Une histoire de
voleurs? demandait Nicolas. Et les voleurs en-

traient en scène avec leurs crimes ; il y avait
des meurtres, des cris, du sang, des ténèbres.
Comment Nicolas n'aurait-il pas tremblé ?

Un soir d'hiver, la famille de Nicolas se chauf-
fait autour d'un gigantesque foyer ; à l'une
des murailles pendait une lampe de fer qui dis-
tribuait presque à regret sa lumière blafarde
vacillante. La grand'mère filait, deux voisins
caquetaient tout en tressant de la paille, et le
petit Nicolas était debout entre les jambes de
son père qui fumait sa pipe. — Vous savez, dit
l'un des assistants, le pauvre François a perdu
sa fille. — On a jeté un sort sur cet homme-là,
dit la vieille. — La petite est morte juste huit
jours après sa première communion. Ce sera
une belle de nuit. — Qu'est-ce donc qu'une
belle de nuit ? demanda le petit Nicolas. — Ah
donc ! une belle de nuit c'est une revenante :
c'est comme qui dirait un ange en robe blanche qui se montre la nuit entouré de nuages,
et portant au front une couronne d'étoiles.
— Quand arriva l'heure d'aller se coucher, le
pauvre petit Nicolas était frissonnant ; son père
lui prit les deux mains et les sentit glacées.

— Mais il a froid ce pauvre mioche ! — Froid à côté du feu, dit la grand'mère ! eh bien, par exemple ! T'es donc malade, mon petit canard ?— Non, bonne maman. — allons, viens, tu te réchaufferas dans ton lit... — Nicolas obéit sans mot dire. Les récits de la soirée lui bourdonnaient toujours aux oreilles ; quand il fut couché et qu'on eut emporté la lumière, son cœur se mit en ébullition. L'enfant d'abord tourna la tête vers la fenêtre, il crut voir deux grands yeux qui le regardaient! Quelques instants après un meuble craqua dans la chambre. Nicolas se ramassa en boule, ses genoux touchaient à son menton. C'est dans cette situation, qu'après trois quarts d'heure de lutte et de cruelles souffrances; le pauvre enfant s'endormit.

Cependant voisins et voisines étaient partis ; au moment de fermer la porte, le père de Nicolas entendit dans la rue la voix d'un douanier auquel il avait un renseignement à demander. Il l'appela. Le chien du visiteur entra en même temps que son maître et se mit à rôder dans la chaumière sans que personne y fît attention.

Tout à coup on entendit partir de la cham-

bre voisine un cri strident, puis des grince-
ments convulsifs... Le petit peureux ne s'é-
tait endormi en quelque sorte que d'un œil, il
s'était assoupi juste pour rêver fantôme et re-
venant, et il avait été réveillé par un bruit
étrange, le chien s'était introduit dans la chambre où il couchait. Imaginez-vous ce pauvre
enfant, ouvrant les yeux, se trouvant sans lumière et entendant distinctement des bruits de
pas... Oh ! il retenait son haleine, il n'osait pas
faire le moindre mouvement... Puis, voilà qu'il
sentit ses draps remuer. Enfin, il lui sembla
qu'on l'empoignait! Le chien s'était dressé de
toute sa hauteur, et il avait posé ses deux grandes pattes sur le lit.

C'est alors que la peur fit explosion, et elle
causa non pas un attaque de nerfs, non pas de
simples convulsions, mais quelque chose de
plus terrible... l'épilepsie !

***

LA PEUR DE LA RAGE.

Un jeune homme, d'une imagination vive,
d'une organisation excessivement impression-

nable, s'était pris pour un jeune chien, qui ne lui appartenait pas, d'un attachement enfantin. Chaque fois qu'il rencontrait l'animal, il le caressait, lui parlait le langage *ad hoc* et s'amusait à courir avec lui.

Un jour le chien aimé, au milieu de ses courses et contre-courses, arrive droit au jeune homme, d'un bond lui saute en pleine poitrine et le mord légèrement à la main. Le chien est chassé, grondé, et il se retire d'un air triste, la tête basse, la queue entre les jambes ; il tirait même un peu la langue, car la chaleur était intense et l'atmosphère brûlante. Un sinistre soupçon traverse l'imagination du jeune homme. — Quelle démarche ! quel aspect ! se dit-il ; si ce chien était enragé !

Une fois jetée sur une pente de cette nature, l'imagination devait choir et rouler jusqu'au fond de l'abîme. — Oui, se dit le jeune homme, dès qu'il fut rentré chez lui, et en lavant la blessure qui saignait un peu, ce chien était certainement enragé..... cinq jours après cette aventure, les premiers symptômes se déclarent, le pauvre jeune homme est pris de ce singulier

frisson qu'on appelle frisson hydrophobique.
Sa gorge s'embarrasse, ses membres se tordent,
sa poitrine se soulève, rien ne manque au caractère de la maladie. Le patient annonce une
soif ardente et entre en furie quand on lui présente de l'eau. Les médecins sont appelés,
toute la famille se désole, quand le plus vieux
des praticiens consultés demande des nouvelles
du chien qui a mordu. — Nous ne l'avons pas
vu, docteur, il demeure à trois lieues d'ici. On
l'aura tué, bien sûr. — Il est urgent de le savoir.

Et voilà le médecin courant lui-même au
logis du chien incriminé. Il trouve l'animal
parfaitement bien portant; il l'amène au malade. Le jeune homme était mourant; la vue du
chien qu'il croyait enragé et qui va lui lécher
les mains, arrêta la prétendue rage, prête à porter son dernier coup. Le malade se tranquillisa,
et quatre jours après il était parfaitement guéri.

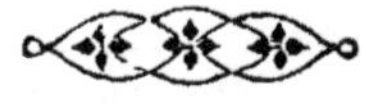

TABLE.

—

www.ingramcontent.com/pod-product-compliance
Ingram Content Group UK Ltd.
Pitfield, Milton Keynes, MK11 3LW, UK
UKHW021624170726
13836UKWH00005B/2024